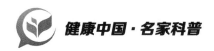
健康中国·名家科普

儿童肾病综合征百问百答

夏正坤　高远赋 ◎ 主编

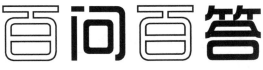

U0227392

科学技术文献出版社
SCIENTIFIC AND TECHNICAL DOCUMENTATION PRESS
·北京·

图书在版编目（CIP）数据

儿童肾病综合征百问百答 /夏正坤，高远赋主编. —北京：科学技术文献出版社，2017.9（2023.8重印）

ISBN 978-7-5189-2739-5

Ⅰ. ①儿… Ⅱ. ①夏… ②高… Ⅲ. ①小儿疾病—肾病综合征—诊疗—问题解答 Ⅳ. ① R726.92-44

中国版本图书馆 CIP 数据核字（2017）第 120182 号

儿童肾病综合征百问百答

策划编辑：王黛君 责任编辑：陈丹云 责任校对：张吲哚 责任出版：张志平

出 版 者	科学技术文献出版社	
地 址	北京市复兴路15号 邮编 100038	
编 务 部	（010）58882938，58882087（传真）	
发 行 部	（010）58882868，58882870（传真）	
邮 购 部	（010）58882873	
官 方 网 址	www.stdp.com.cn	
发 行 者	科学技术文献出版社发行 全国各地新华书店经销	
印 刷 者	北京虎彩文化传播有限公司	
版 次	2017 年 9 月第 1 版 2023 年 8 月第 10 次印刷	
开 本	710×1000 1/16	
字 数	96千	
印 张	9.25	
书 号	ISBN 978-7-5189-2739-5	
定 价	29.80元	

编 委 会

夏正坤，南京军区南京总医院儿科主任、主任医师、博士（后）导师、江苏省重点医学人才、澳大利亚新南威尔氏大学附属悉尼儿童医院高级访问学者；主要从事儿童难治性肾脏疾病、血液净化、危重症疾病、血管炎与夜遗尿等临床医疗与科研工作。负责国内儿童激素耐药型肾病诊疗方案的修订

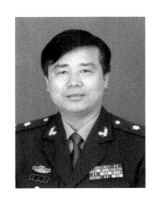

与急性肾小球肾炎循证指南的制定，在医疗行业有极高知名度的好大夫网站患者满意度与诊疗水平排名第一。

学术任职：中华医学会儿童肾脏病学组副组长、全军与江苏省儿童肾脏学组组长、江苏省医学会儿科学分会候任主任委员、全军儿科专业委员会副主任委员等；《中华儿科杂志》《医学研究生学报》《临床儿科杂志》《国际儿科学杂志》与《现代医学》等编委。负责国家自然基金课题3项、国家科技部"十五"攻关课题1项、全军重点基金课题2项、江苏省重点医学人才基金课题1项。获总后

卫生部医疗成果二等奖 3 项等；发表 SCI 论文 17 篇、国内核心期刊论文 126 篇，专家论坛发表评论 10 篇，主编著作 3 本、参编著作 7 本等。被评为第一届南京总医院十佳青年、南京军区卫生系列"181"学科带头人、优秀党务工作者、优秀共产党员、第二军医大学优秀教师、军区优秀中青年科技人才、南京军区卫生系列"122"学科带头人、江苏省医学创新团队领军人才、江苏省医学重点人才，享受军队优秀专业技术人才岗位津贴。2008 年担任安徽亳州手足口病队长与首席专家。2011 年中央电视台新闻联播与国内主流媒体报道成功救治 69 天无尿的急性肾功能不全患儿，创造了医学史上的奇迹。

　　作为一名从医 30 余年的儿科医生，我从一个小伙子逐渐转变为一个父亲，我爱我的孩子，同样，我把我的爱也给了我的患者们，这是一群可爱的孩子们，年纪不大，却饱受疾病的折磨，我看在眼里，疼在心里。看到许多人由于缺乏对肾病综合征的认知，听信祖传秘方，盲目用药，最终导致病情迁延、回天乏力，更是让人扼腕叹息！所以我一直想把我对肾病综合征的所知所学，将这些年来在临床所积累的经验以及平时大家所密切关心的问题融合到一起，汇编成册，供儿童肾病患者、家长以及医护同仁交流和学习。如今，经过多方努力和坚持，《儿童肾病综合征百问百答》终于面世。

　　本书从科普的角度出发，尽量用通俗易懂、轻松简洁的语言来解释关于肾病综合征的常见问题，分别从肾病综合征的概述、临床表现、病因分析、诊断方法、治疗方法、难治性肾病相关问题、生活调养、肾病护理和疾病预防九大方面进行阐述。我一直想强调的是，作为患儿家长或者肾病患者，首先要对疾病本身有充分的认识，正所谓"知己知彼百战不殆"，只有充分认识到肾病综合征这个"敌人"，才能从根本上击垮它、战胜它！作为医务工作者，许多时候面临大量的工作，无法及时为患者解惑，而这本书正好可以承担起"解惑"的职责，这样不仅减轻了医务工作者的负担，也有利于医患关系的维护。但是，由于这本书涉及内容细小繁杂，工作量大，错误和不足在所难免，望广大读者给予批评指正！

在此，我向本书的所有编者表示真诚的敬意和感谢，正是有了你们的参与和奉献，这本书才得以付梓。愿本书能为各位肾病患者、患儿家长及医护同仁提供帮助，解答疑惑，成为各位读者喜爱且实用的一本书。

夏正坤

二○一七年三月

C目录
ontents

健
康
中
国
·
名
家
科
普

健康中国·名家科普

健
康
中
国
·
名
家
科
普

第 1 章

肾病综合征概述

肾在人体中的作用？

肾是泌尿系统的组成器官之一，是人体的主要排泄器官。它通过生成和排出尿液，排出体内代谢废物及有害物质，重吸收有用物质，可调节水、渗透压及酸碱平衡，以维持机体内环境的稳定。它分泌的各种物质与人体的多种代谢有关。

（1）排泄体内代谢产物及有害物质

人体每时每刻都在新陈代谢，在这个过程中必然会产生一些人体不需要甚至是有害的废物，其中一小部分由胃肠道排出体外，绝大部分由肾脏排出体外，从而维持人体的正常生理活动。此外，肾脏还能把进入体内的一些有毒物质排出体外。有些化学药品中毒会给肾脏造成损害，就是因为这些化学药品的排出要经过肾脏的缘故。如果肾脏有了病，这些对人体有害物质的排泄受到影响，废物在体内积聚，就会引起各种病症。我们把肾脏的这种保留营养物质、排出毒素的作用形象地称作"血筛子"。

（2）通过尿的生成，维持水的平衡

这是肾脏的主要功能，当血液流过肾小球时，由于压力关系，就滤出一种和血浆一样但不含蛋白质的液体叫原尿。原尿通过肾小管又将其中绝大部分水、全部的糖和一部分盐重新吸收，送回血液，大部分氮不再吸回。剩下的含有残余物质的浓缩液体就是尿，约占原尿的1%。正常人一天尿量不同年龄是不同的，一般呈淡黄色，比重在 1.003～1.030 之间。比重过高、过低或固定不变，尿量过多、过少均有肾功能不全的可能。

（3）维持体内电解质和酸碱平衡

肾脏对体内的各种离子（电解质）具有调节作用。像钠离子（Na^+）的调节特点是多吃多排、少吃少排、不吃不排；钾离子（K^+）是多吃多排、少吃少排、不吃也排；氯离子（Cl^-）是伴随 Na^+ 的吸收排泄，H^+、氨（NH_3）的分泌过程来完成。另外，肾脏还调节磷（P^{3-}）、钙（Ca^{2+}）、镁（Mg^{2+}）等离子的平衡。这些电解质平衡对体液的渗透压稳定很重要。

肾脏对体内酸碱平衡也起调节作用，肾脏能把代谢过程中产生的酸性物质通过尿液排出体外，并能控制酸性和碱性物质排出的比例，当任何一种物质在血液中增多时，肾脏就会把增多的部分排出去。同时肾脏还能制造氨和尿酸，以保持和调节酸碱平衡。很多肾脏病人出现酸中毒，就是因为肾脏失去了维持体内酸碱平衡的功能而产生的。我们不妨把肾脏调节体内水分，保持内环境（电解质、渗透压、酸碱度）稳定的功能称作"调节器"或"稳压器"。

（4）调节血压

由肾脏分泌的肾素使血压升高，当限制钠摄入或钠缺乏时，血浆容量减少和肾脏血液灌注压力降低时，以及直立体位时，肾素从细胞中分泌出来，即具有活性，可使血浆中的血管紧张素原变成血管紧张素 I，再经转换酶的作用而成为血管紧张素 II，通过血管紧张素 II 和醛固酮的作用，使血压升高。同时肾脏分泌的前列腺素又具有使血压下降的功能，前列腺素主要是通过增加肾皮质血流量，促进利尿排钠，减少外周血管的阻力，扩张血管而达到降压的作用。

（5）生成促红细胞素

肾脏可分泌促红细胞素，作用于骨髓造血系统，促进原始红细胞的分化和成熟，促进骨髓对铁的摄取利用，加速血红蛋白、红细胞生成，促进骨髓网织红细胞释放到血中。贫血的程度与肾衰程度成正比，其血、尿中的促红细胞生成素均降低，而用外源性促红细胞生成素可以纠正肾性贫血。

（6）促进维生素 D 的活化

维生素 D 在体内必须经肾脏转变为 1，25- 二羟维生素 D_3 才能发挥其生理作用。肾脏的皮质细胞含有 1 羟化酶，维生素 D 先在肝脏 25 位羟化酶的作用下，转化为 25- 羟维生素 D_3，最后在肾脏 1 羟化酶作用下，转化为 1，25- 二羟维生素 D_3，即活化的维生素 D_3。它能促进胃肠道钙磷吸收；可促使骨钙转移、促进骨骼生长及软骨钙化；促进肾小管对磷的重吸收，使尿磷排出减少；可抑制甲状旁腺素（PTH）的分泌。

什么是肾病综合征？

肾病综合征（nephrotic syndrome,NS）可由多种病因引起，以肾小球基膜通透性增加，表现为大量蛋白尿、低蛋白血症、高度水肿、高脂血症的一组临床症候群。

（1）大量蛋白尿：大量蛋白尿是 NS 患者最主要的临床表现，也是肾病综合征的最基本的病理生理机制。大量蛋白尿是指成人尿蛋白排出量 >3.5g/d。在正常生理情况下，肾小球滤过膜具有分子屏障及电荷屏障，致使原尿中蛋白含量增多，当远超过近曲小管回吸收量时，形成大量蛋白尿。在此基础上，凡增加肾小球内压力及导致高灌注、高滤过的因素（如高血压、高蛋白饮食或大量输注血浆蛋白）均可加重尿蛋白的排出。

（2）低蛋白血症：血浆白蛋白降至 < 30g/L。NS 时大量白蛋白从尿中丢失，促进白蛋白肝脏代偿性合成和肾小管分解的增加。当肝脏白蛋白合成增加不足以克服丢失和分解时，则出现低白蛋白血症。此外，NS 患者因胃肠道黏膜水肿导致饮食减退、蛋白质摄入不足、吸收不良或丢失，也是加重低白蛋白血症的原因。

除血浆白蛋白减少外，血浆的某些免疫球蛋白（如 IgG）和补体成分、抗凝及纤溶因子、金属结合蛋白及内分泌素结合蛋白也可减少，尤其是大量蛋白尿，肾小球病理损伤严重和非选择性蛋白尿时更为显著。患者易产生感染、高凝、微量元素缺乏、内分泌紊乱和免疫功能低下等并发症。

（3）水肿：NS 时低白蛋白血症、血浆胶体渗透压下降，使水分从血管腔内进入组织间隙，是造成 NS 水肿的基本原因。近年的研究表明，约

50% 患者血容量正常或增加，血浆肾素水平正常或下降，提示某些原发于肾内钠、水潴留因素在 NS 水肿发生机制中起一定作用。

（4）高脂血症：NS 合并高脂血症的原因目前尚未完全阐明。高胆固醇和（或）高甘油三酯血症，血清中低密度脂蛋白（LDL）、极低密度脂蛋白（VLDL）和脂蛋白（α）浓度增加，常与低蛋白血症并存。高胆固醇血症主要是由于肝脏合成脂蛋白增加，但是在周围循环中分解减少也起部分作用。高甘油三酯血症则主要是由于分解代谢障碍所致，肝脏合成增加为次要因素。

什么是儿童肾病综合征？

儿童肾病综合征是由多种原因引起肾小球毛细血管通透性增强导致大量蛋白尿的临床症候群，主要表现是大量蛋白尿，继而低蛋白血症、高脂血症和不同程度的水肿。发病年龄在 18 岁以下，单纯性肾病综合征多发于 2 ～ 6 岁的幼儿，且男孩多于女孩，其病因不详，易复发和迁延，病程长。儿童肾病综合征具有四大特征：①大量蛋白尿（定性＞ +++，24 小时定量＞ 50mg/kg）；②低蛋白血症（血浆白蛋白＜ 25g/L）；③高胆固醇血症（血胆固醇＞ 5.7mmol/L）；④不同程度水肿。

依临床表现分为两型：单纯型 NS 与肾炎型 NS。单纯型 NS 具备以上 4 条，在以上 4 条基础上再加上以下四项之一或多项者属于肾炎型 NS：

（1）2 周内分别 3 次以上离心尿检查红细胞（RBC）＞ 10 个 /HP，并证实为肾小球源性血尿者。

（2）反复或持续高血压，并除外皮质激素等原因所致，学龄儿童

＞ 130/90mmHg，学龄前儿童＞ 120/80mmHg。

（3）肾功能异常，并排除由于血容量不足等所致。

（4）持续低补体血症。

什么是原发性肾病综合征？

原发性肾病综合征又叫单纯性肾病综合征，多发于儿童及青少年。男女之比约为 3.7 ∶ 1，系不明原因的肾病综合征，因此在临床上要排除继发于全身其他疾病引起的继发性肾病综合征（例如狼疮性肾炎、糖尿病肾病和紫癜性肾炎等）才能考虑为原发性肾病综合征。

先天性与原发性肾病综合征是一个概念吗？

先天性肾病综合征与原发性肾病综合征是两个不同的概念。

先天性肾病综合征（CNS）由一组疾病构成，主要的临床特点是出生后（三个月内）即出现符合肾病综合征（大量蛋白尿、低蛋白血症、严重水肿和高脂血症）的临床表现。本综合征虽多见于遗传性婴儿型肾病，但也可见于非遗传病。先天性肾病综合征按病因通常分为两大类：（1）遗传性肾病综合征，有先天性肾病综合征芬兰型和非芬兰型（弥漫性系膜硬化或增生硬化型、局灶节段硬化型、微小病变型等）；（2）非遗传性肾病综合征，可继发于感染（先天梅毒、弓形虫、先天性巨细胞包涵体病、风疹、肝炎、疟疾、艾滋病等），汞中毒，婴儿系统性红斑狼疮，溶血尿毒综合征，甲髌综合征，Drash 综合征，肾静脉血栓形成等。

原发性肾病综合征又叫单纯性肾病综合征，多发于儿童及青少年，系不明原因的肾病综合征。所以二者的主要区别在于：先天性肾病综合征侧重于发病时间在生后三个月内，而原发性肾病综合征侧重于病因不明的一组病症。

什么是继发性肾病综合征？

继发性肾病综合征即是病因明确的肾病综合征。既然继发性肾病综合征的病因是明确的，那么继发性肾病综合征具体有哪些常见病因呢？

继发性肾病综合征可由免疫性疾病（如系统性红斑狼疮），紫癜性肾炎，糖尿病以及继发感染（如细菌、乙肝病毒等），循环系统疾病，药物中毒（如金霉胺、青霉胺、非甾体抗炎药）与恶性肿瘤等引起。总之，至少 50% 的肾病综合征都有明确的继发性病因。

肾病综合征与肾炎综合征是一个概念吗？

肾炎综合征是指以血尿、蛋白尿、高血压、水肿为表现的一组综合征，有时亦可以见到肌酐升高、少尿等，常见于急性肾小球肾炎、急进型肾小球肾炎等，主要是以肾小球炎性病变、基底膜及足细胞结构紊乱为特点的一组疾病。肾炎综合征并不等同于肾病综合征，一般而言，肾炎综合征以血尿为主要表现，蛋白尿一般小于 50mg/kg，高血压、水肿可以不明显。而肾病综合征主要以大量蛋白尿、低蛋白血症、高脂血症与水肿为主要表现。

肾炎综合征的病因是免疫或者炎症介导的肾小球基底膜正常结构破坏，导致红细胞、白细胞等成分进入尿液中。这种炎性反应既可以由于循环中的抗体对肾小球基底膜固有成分的免疫攻击，也有循环中的免疫复合物在肾小球滤过时"羁留"，并导致补体的激活以攻击肾小球并趋化炎性细胞。

　　肾炎综合征的临床表现为：（1）血尿。可有肉眼血尿，或者仅表现为镜下血尿，亦可于尿常规中见到红细胞管型。（2）蛋白尿。与肾病综合征相比，蛋白尿程度轻。（3）高血压。除外其他原因导致的高血压。（4）水肿。主要是外周水肿。（5）氮质血症。肾功能示尿素氮与肌酐值升高，临床上表现如乏力、恶心、呕吐等症状。（6）少尿或无尿。每小时 < 1.0ml/kg 为少尿，每小时 < 0.5ml/kg 为无尿。学龄儿童每日排尿量少于 400ml，学龄前儿童少于 300ml，婴幼儿少于 200ml 时为少尿；每日尿量少于 50ml 为无尿。

肾病综合征会引起尿毒症吗？

　　肾病综合征随病情加重是会引起尿毒症的，那么何为尿毒症？尿毒症不是一个独立的疾病，而是各种晚期的肾脏病共有的临床综合征，是慢性肾脏疾病进入终末阶段时出现的一系列临床表现所组成的综合征。尿毒症是指各种肾脏病导致肾脏功能渐进性不可逆性减退，直至功能丧失所出现的一系列症状和代谢紊乱所组成的临床综合征。

　　尿毒症的临床表现有：

　　（1）水、电解质、酸碱代谢紊乱：以代谢性酸中毒和水、电解质平衡紊乱最为常见。

　　（2）蛋白质、糖类、脂肪和维生素的代谢紊乱：蛋白质代谢紊乱一般表现为蛋白质代谢产物蓄积（氮质血症），包括尿素、胍类化合物、肌酐、胺类、吲哚、酚类及中分子物质等。糖代谢异常主要表现为糖耐量减低和低血糖两种情况，前者多见，后者少见。高脂血症相当常见，其中多数病人表现为轻到中度高甘油三酯血症，少数病人表现为轻度高胆固醇血症，或二者兼有。维生素代谢紊乱相当常见，如血清维生素 A 水平增高、维生素 B_6 及叶酸缺乏等。

（3）心血管系统表现：心血管病变是慢性肾脏病（CKD）患者的主要并发症之一和最常见的死因，尤其是进入终末期肾病阶段（即尿毒症阶段），心血管疾病死亡率进一步增高（占尿毒症死因的 45% ～ 60%）。

（4）呼吸系统症状：患者呼出的气体有尿味，这是由于细菌分解唾液中的尿素形成氨的缘故；体液过多时可出现气短、气促；酸中毒时患者呼吸慢而深，严重时可见到酸中毒的特殊性 Kussmaul 呼吸（呼吸深大）。体液过多、心功能不全可引起肺水肿或胸腔积液；由尿毒症毒素诱发的肺泡毛细血管渗透性增加、肺充血可引起"尿毒症肺水肿"，此时肺部 X 线检查可出现"蝴蝶翼"征，及时利尿或透析上述症状可迅速改善；纤维素性胸膜炎是尿素刺激引起的炎症；肺钙化是磷酸钙在肺组织内沉积所致。

（5）胃肠道症状：尿毒症患者消化系统的最早症状是食欲不振或消化不良，病情加重时可出现厌食、恶心、呕吐或腹泻。

（6）血液系统表现：血液系统异常主要表现为肾性贫血和出血倾向。

（7）神经肌肉系统症状：早期症状可有失眠、注意力不集中、记忆力减退等。尿毒症时可有反应淡漠、谵妄、惊厥、幻觉、昏迷、精神异常等。

（8）骨骼病变：肾性骨营养不良（即肾性骨病）相当常见。

我国儿童肾病综合征的患病状况如何？

肾病综合征为儿童常见的肾小球疾病，国外报道儿童的发病率为

2～4/10万，患病率为16/10万。我国儿肾协作组调查资料显示：1982年肾病综合征占儿科泌尿系住院病例的21%，1992年则占31%，似有增多趋势。任何年龄均可发病，但单纯性肾病综合征以2～6岁为多见，男孩多于女孩，男女比为3.7：1。各种原发性、继发性、先天性或遗传性肾小球疾病均可引起肾病综合征，但小儿时期绝大多数（90%以上）为原发性。

哪些人群容易患肾病综合征？

以下患者更易引起肾脏疾病：

乱吃药的人：进入体内的药物大多数是通过肾脏排泄出体外，有些药物可能对肾脏造成严重伤害，如解热镇痛药、某些抗生素、含马兜铃酸或青木香的中草药等，所以药物一定要在医生指导下使用，不可乱用，以免对肾脏造成不可挽回的伤害。

高血压患者：血压高会加重肾脏负担，长期高血压也可以引起肾动脉硬化，影响肾功能。控制高血压是预防和延缓慢性肾脏病最重要的干预措施。

过敏性紫癜：得了过敏性紫癜的患者，在半年内需定期查尿常规，了解肾脏是否出了问题。

红斑狼疮：一旦患上了红斑狼疮，就需要警惕是否肾也出现了问题，因为肾脏是红斑狼疮最常侵犯的脏器，血液中大量自身抗体的产生是系统性红斑狼疮的致病要素。

糖尿病患者：半数的糖尿病患者10年左右会发展为慢性肾脏病。因此，糖尿病病人要十分重视保护肾脏。糖尿病人早期即要控制好血糖和血压是保护肾脏关键。

有肾病家族史：在临床上发现有部分病人有肾病家族史，其亲人也有肾病。所以亲人中有肾病的人应有所警觉，最好定期到医院做检查。

高脂血症患者：血脂在动脉血管壁沉积导致动脉硬化，肾脏是动脉血管分布最多的器官，也是动脉硬化发生最早的器官，高脂血症患者应及时治疗，不要认为是小事。

过于肥胖的人：肥胖的人多数患有高脂血症，除高脂血症的影响外，肥胖者还存在高代谢状态，这些因素均可导致肾脏功能受损。所以肥胖的人应积极改变自己的生活方式，降低体重十分必要。

肾病综合征的种类有哪些？

按照不同的分类方法，肾病综合征有以下种类：

（1）按病因分类：可分为原发性、继发性、先天性三类。

原发性肾病综合征又叫单纯性肾病综合征，系一组不明原因的肾病综合征；继发性肾病综合征即是病因明确的肾病综合征；先天性肾病综合征（CNS）是由一组疾病构成，主要的临床特点是出生后（三个月内）即出现符合肾病综合征（大量蛋白尿、低蛋白血症、严重水肿和高脂血症）的临床表现。本综合征虽多见于遗传性婴儿型肾病，但也可见于非遗传病。

（2）按病理分型：原发性肾病综合征的病理类型以微小病变型肾病最为常见，占80%～85%；非微小病变型占10%～15%，包括系膜增生性肾炎、局灶性节段性肾小球硬化、膜性肾病、系膜毛细血管性肾炎（膜增生性肾炎）等。

（3）按临床分型：①单纯型 NS，占80%以上；②肾炎型 NS。

（4）按糖皮质激素治疗反应分型：①激素敏感型 NS。以泼尼松足量 [2mg/（kg·d）或 60mg/（m² · d）] 治疗小于 4 周尿蛋白转阴者。②激素耐药型 NS。以泼尼松足量治疗 ＞ 4 周尿蛋白仍阳性者。③激素依赖型 NS。对激素敏感，但连续两次减量或停药 2 周内复发者。

肾病综合征分为几期？

肾病综合征是一个慢性肾脏病，所以肾病综合征的分期可以参考慢性肾脏病的临床分期，见表 1–1。慢性肾脏病的定义是指：（1）肾脏损伤（肾脏结构或功能异常）≥ 3 个月，可以有或无肾小球滤过率（GFR）下降，可表现为病理学检查异常，肾损伤的指标包括血、尿成分异常或影像学检查异常；（2）GFR ＜ 60ml/（min·1.73m²）达 3 个月以上，有或无肾损害表现。

表 1–1　慢性肾脏病的临床分期

阶段	描述	GFR [ml/（min·1.73m²）]
危险性增加	慢性肾脏病的危险因素（如糖尿病、高血压、家族史、高龄等）	≥ 90
1	肾脏损伤（尿中出现蛋白）而滤过率正常	≥ 90
2	肾脏损伤，滤过率轻度下降	60 ～ 89
3	滤过率中度下降	30 ～ 59
4	滤过率重度下降	15 ～ 29
5	肾衰竭（需要透析或肾移植）	＜ 15

肾小球滤过率高低直接反映肾功能吗？

肾小球滤过率高低是反映肾功能的重要指标。肾小球滤过率是指单位时间（通常为1min）内两肾生成滤液的量，正常成人为80～120ml/min左右（第8版生理学教科书修订为成人125ml/min左右）。肾功能是指肾脏排泄体内代谢废物，维持机体钠、钾、钙等电解质的稳定及酸碱平衡的功能，肾功能检查包括血肌酐、血尿素氮、血及尿 β_2- 微球蛋白、尿白蛋白、尿免疫球蛋白 G、尿分泌型免疫球蛋白 A 等。

判断肾功能是否正常，常采用的检查项目有：肾小球滤过率、肌酐清除率、血清胱抑素、血清肌酐、尿素氮与尿素氮／血清肌酐等。

肾病综合征病变很可怕吗？

肾病综合征的严重程度因人而异，因为肾病综合征的临床发病期都会存在蛋白质的流失，蛋白质的流失会出现多种并发症，进一步损害肾功能，如果不能得到有效的阻止，最终会发展为尿毒症，走上透析换肾的道路。

但是临床上经过规范化治疗，大多数儿童肾病是可以达到临床缓解的，加用一些药物对肾小管的保护作用，肾小管的损伤也是可以修复的。

所以，肾病综合征病变本身并不是很严重，最重要的是阻止病情的进一步蔓延和扩散，积极防治。

肾病综合征是单肾还是双肾发病？

肾病综合征是由多种病因引起，以肾小球基膜通透性增加，表现为大量蛋白尿、低蛋白血症、高度水肿、高脂血症的一组临床症候群，它的病变是双侧均有的病变。

肾病综合征常会带来哪些并发症？

（1）感染：肾病综合征因自身免疫功能低下及使用激素和（或）免疫抑制剂后导致免疫功能低下，引起感染的机会远远高于正常儿童，最常见的感染如皮肤感染、呼吸道感染、泌尿系感染、原发性腹膜炎甚至诱发败血症等。一旦发现感染，应及时选用对致病菌敏感、强效且无肾毒性的抗生素积极治疗，有明确感染灶者应尽快去除。严重感染难以控制时应考虑减少或停用激素，但需视患者具体情况决定。

（2）高凝状态、血栓及栓塞：以下情况更易出现高凝状态、血栓及栓塞。①浮肿明显特别是伴有浆膜腔积液者；②血浆白蛋白低于正常值一半以下者（通常血浆白蛋白 < 20g/L、特发性膜性肾病 < 5g/L）或 A/G 严重倒置；③明显的高脂血症，特别是血胆固醇 > 12mmol/L 时；④血小板较高者（ > 300×10^9/L）；⑤病理类型为特发性膜性肾病、局灶性节段性肾小球硬化、膜增生性肾小球肾炎及新月体性肾小球肾炎；⑥彩色多普勒及血管造影显示有肾静脉或其他血管血栓形成者。有高凝状态、血栓及栓塞需积极抗凝、溶栓与解聚等治疗，可以用肝素钠或低分子肝素抗凝、血小板高者同时辅以解聚药，如双嘧达莫等。对已发生血栓、栓塞者应尽早 24 小时内溶栓治疗，6 小时内效果最佳，给予尿激酶等全身溶栓 [南京军区总医院推出 "夏氏溶栓法"：初剂量 2000 ～ 4000U／（kg·d），首剂冲击量 20 000 ～ 40 000U 在 15 ～ 30min 内滴完，而后将余量用输液泵均匀地泵入，第 2 天起 2000U／（kg·d）用输液泵均匀地泵入，1 个疗程 3 ～ 7 天。治疗期间每周测定 3 次凝血酶时间（TT）、激活的部分凝血活酶时间（APTT），应控制 TT 和 APTT 在正常值的 2 倍范围内，特别注意有无出血情况]，取得理想的效果，在《中华儿科杂志》与《中华肾脏病杂志》首次发表后向同道们进行推广，同时配合抗凝治疗，抗凝药一般应持续应用半年以上，抗凝及溶栓治疗时均应避免药物过量导致出血。

（3）急性肾衰竭：肾病综合征并发急性肾衰竭如处理不当可危及生命，若及时给予正确处理，大多数患者可望恢复。可采取以下措施：原发病治疗、碱化尿液、袢利尿剂与血液净化等。

（4）蛋白质及脂肪代谢紊乱：在肾病综合征缓解前常难以完全纠正代谢紊乱，但应调整饮食中蛋白质和脂肪的量和结构，力争将代谢紊乱的影响减少到最低限度。目前，不少药物可用于治疗蛋白质及脂肪代谢紊乱。如血管紧张素转化酶抑制剂（ACEI）及血管紧张素 II 受体拮抗剂均可减少尿蛋白；降脂药物可选择降胆固醇为主的羟甲戊二酸单酰辅酶 A（HMG-CoA）还原酶抑制剂，如洛伐他汀等他汀类药物；或降甘油三酯为主的氯贝丁酯类，如非诺贝特等。肾病综合征缓解后高脂血症可自然缓解，则无需继续药物治疗。

肾病综合征的并发症是影响患者长期预后的重要因素，应积极防治。

第 2 章
肾病综合征临床表现......................................

健
康
中
国
·
名
家
科
普

肾病综合征的早期表现有哪些?

（1）水肿：浮肿是最早出现的临床表现，开始多表现为晨起眼睑或颜面水肿，午后可消退，后逐渐遍及上下肢及躯干水肿，全身水肿可逐渐加重，可随体位变化而变化。水肿变化最明显处为颜面、下肢、阴囊，严重患者可合并有胸水、腹水等表现。

（2）蛋白尿：可表现为小便泡沫增多，尿色发生改变，使用醋酸加热法将小便加热可出现蛋白。

（3）高脂血症：血液检验可表现高胆固醇，高甘油三酯，低密度脂蛋白、极低密度脂蛋白、脂蛋白（a）浓度升高。

（4）低蛋白血症：因胃肠道黏膜水肿导致饮食减退、蛋白摄入不足、吸收不良、大量白蛋白从尿中丢失，从而出现低蛋白血症，可表现为乏力、皮肤苍白、精神萎靡等。

（5）其他表现：由于长期营养不良，可表现为毛发干枯、皮肤干燥、指甲出现横纹、耳壳软骨软薄、发育迟缓等。

肾出了问题为何会水肿？

肾脏的主要功能：①生成尿液、排泄代谢产物；②维持体液平衡及体内酸碱平衡；③内分泌功能：如分泌肾素、前列腺素、激肽调节血压等。肾脏是身体排出水分的主要器官，当肾脏患病时，可通过几个不同的途径使水分不能排出体外，潴留在体内，从而导致水肿。

引起水肿的原因有：①肾脏患病时，肾脏的滤过膜面积减小，导致肾小球滤过率降低，但肾小管重吸收功能正常，从而使尿液排出减少，引起水肿。②肾脏患病时，肾脏血流量减少，肾脏缺血后会增加分泌肾素，通过肾素－血管紧张素的作用，促使肾上腺皮质增加醛固酮的分泌，醛固酮有保钠排钾的作用，导致水、钠的重吸收增加和潴留，引起水肿。③肾脏患病时，肾脏滤过膜通透性增加，致使血液中血浆蛋白从尿中丢失，长期丢失可引起低蛋白血症，血管内血浆胶体渗透压降低（血浆胶体渗透压是影响血管内外体液交换的主要因素），血管内水分向高渗的组织间隙移动，使细胞外液滞留在组织间隙，引起水肿。④肾脏患病时，身体的免疫系统损害使全身毛细血管的通透性增加，导致血液内的水分渗出到组织间隙，引起水肿。

眼睛水肿都是肾病引起的吗？

眼睛水肿是指眼部周围异于平时，外形肿胀突出，可有疼痛感。导致眼睛水肿的原因很多，血液循环系统差，来不及将体内多余的水分排出体外，水分滞留在微血管内，甚至回渗到皮肤中，即可产生浮肿的现象，原因有：

（1）生活习惯导致眼睛水肿：习惯在睡前大量喝水、睡姿不当、枕头过低、经常久坐不动、平时饮食习惯口味重、经常熬夜等。

（2）甲状腺功能减退：甲状腺功能减退的病人面部浮肿的同时可伴随双下肢浮肿，并有怕冷的症状。

（3）心功能不全：心功能不全可以影响静脉血回流，可引起颜面部及双下肢浮肿。

（4）肾脏疾病：如患急性肾炎、慢性肾炎、肾病综合征等时肾小球滤过率降低，导致体内液体增多，引起眼睑水肿。

（5）过敏：若突发急性双眼睑浮肿、发痒，或伴有咳嗽、咽痒、胸闷等症状时应考虑过敏的可能。

腰痛是肾病引起的吗？

（1）肾实质性疾病：如急性肾小球肾炎、急进性肾炎、肾良性及恶性肿瘤、肾囊肿、多囊肾等导致肾脏肿大，肿大的肾脏牵扯肾包膜，腰部会出现持续性胀痛、钝痛，部分病人还伴有肉眼血尿、浮肿、高血压等，可通过尿检、肾脏 B 超、CT 发现。

（2）肾脏感染性疾病：如肾脓肿、急性肾盂肾炎等，主要是由于细菌感染，多为单侧腰痛，难以忍受按压和叩击检查，可通过血、尿常规检验和肾脏 B 超检查发现。

（3）肾结石：结石嵌顿在输尿管致尿液排出受阻，可引起肾绞痛，表现为间歇性、发作性的剧烈绞痛，可能向会阴部放射，伴大汗淋漓、恶心呕吐，严重时可有肉眼血尿，可通过 B 超、腹部 X 线诊断。

（4）肾周疾病：如肾周围脓肿、肾梗死并发肾周围炎、肾囊肿破裂及肾周围血肿等可引起腰痛。

（5）腰椎病变：如腰椎间盘突出、骨质增生症、结核性脊椎炎等可引起腰痛。

（6）腰肌劳损：长期从事站立操作的人员，腰部肌腱、韧带伸展能力弱，局部积聚过多的乳酸，可引起腰痛。

（7）内脏疾病：如胆囊炎、胆囊结石、胰腺炎、胃和十二指肠溃疡、子宫内膜炎、子宫肌瘤、子宫颈癌、卵巢囊肿等可引起腰痛。

（8）孕期、妊娠期腰痛：随着胎儿逐渐长大，孕妇骶髂及盆腔各关节韧带松弛，同时子宫重量增加，使身体重心前移，不注意休息可致腰痛。

（9）精神因素：如癔病患者可能以腰痛为主诉，但无客观体征，或客观检查与主观叙述不能用生理解剖及病理知识解释。

疲乏、易劳累是肾病表现吗？

疲乏、易疲劳是肾病表现之一，如肾病综合征，由于蛋白长期从尿中丢失，导致低蛋白血症，引起疲乏。

其他引起疲乏、易疲劳的原因有：

（1）甲状腺疾病：甲状腺机能减退的病人，即使正常的日常活动也会引起疲乏，还有畏寒、抑郁等症状，甲状腺分泌过多通常有容易兴奋激动的表现，可使病人疲乏、易疲劳。

（2）变态反应：变态反应或过敏反应大多发生在春秋季，身体释放的组胺和其他化学物质具有催眠作用，使人感到疲乏。

（3）糖尿病：患者因糖代谢紊乱，高能磷酸键减少，负氮平衡，失水及电解质失衡等原因，故易疲乏。

（4）重症肌无力：由于患者神经肌肉间传导障碍，横纹肌极易疲乏，稍有活动，即可呈无力状态。

（5）贫血：严重的慢性贫血、起病急骤的缺铁性贫血、急性失血性贫血等疾病，血液中红细胞数量降低，使流经组织中血液的含氧量大大减少，导致易疲劳。

（6）肝脏疾病：肝病患者食欲减退，能量摄入不足，自身能量代谢障碍导致能量供应障碍，患者易感到疲乏。

排尿困难是严重肾病表现吗？

排尿困难是严重肾病表现之一。排尿困难是指排尿不畅、排尿费力。排尿困难的程度与疾病的情况有关，轻者表现为排尿延迟、射程短；重者表现为尿线变细、尿流滴沥不尽且不成线，排尿时甚至需要屏气用力，或需要用手压迫下腹部才能把尿排出；严重的排尿困难可发展成尿潴留。

引起排尿困难的原因有：

（1）机械性原因：膀胱颈部以下梗阻，如膀胱及尿道结石、前列腺增大、膀胱及尿道肿瘤、尿道狭窄、尿道瓣膜、尿道口狭窄、膀胱邻近器官的肿瘤压迫等。

（2）动力性原因：神经系统功能障碍或膀胱逼尿肌功能障碍，神经系统功能障碍如神经性膀胱，麻醉后，脊髓疾病（包括畸形、损伤、肿瘤等），晚期糖尿病的并发症等，膀胱逼尿肌功能障碍如糖尿病、逼尿肌－括约肌功能失调等。

（3）肾脏疾病：如肾病综合征，由于蛋白从尿中丢失，导致低蛋白

血症，水钠潴留，尿量减少；严重肾病，如肾功能衰竭时，肾功能严重
受损，尿液生成减少，致排尿困难。

化验出蛋白尿可能意味着患了肾病综合征?

健康人尿中蛋白质的含量很少，每日排出的蛋白质含量小于
150mg，当尿中蛋白质含量增加，每天排出超过 150mg，即成为尿蛋
白。尿蛋白可分为几种类型：

（1）功能性蛋白尿：常见于剧烈运动、发热或寒冷时、精神激动等
情况下，造成肾血管痉挛或充血而使肾小球毛细血管壁的通透性增加所
致，当诱发因素消失时，尿蛋白可迅速消失。

（2）体位性蛋白尿：又称直立性蛋白尿，指直立体位或腰部前突
时引起的蛋白尿。是由于直立时前突的脊柱压迫肾静脉，或直立位时肾
的位置向下移动，使肾静脉扭曲而致肾脏处于淤血状态，淋巴、血流受
阻。其特点是卧床时尿蛋白定性为阴性，起床活动一段时间后即可出现
尿蛋白，尿蛋白定性可达 2+ ～ 3+，而平卧后又可转成阴性。

（3）病理性尿蛋白：当肾小球、肾小管发生病变时，如肾炎、肾动
脉硬化、肾结核、多发性肾囊肿、肾结石等，也可以出现尿蛋白。临床
上见到持续性尿蛋白往往意味着肾脏的实质性损害，尿蛋白变少，可能
是肾脏病变有所好转，也有可能是因为部分肾小球纤维化，滤过的蛋白
质减少，肾功能日趋恶化，病情加重。

（4）假性尿蛋白：若尿液中混入了血液、脓液、肿瘤分泌物、月经
血和白带、精液或前列腺液等，尿蛋白反应可呈阳性。

儿童肾病综合征常有哪些表现？

（1）水肿：浮肿是最早出现的临床表现，开始多表现为晨起眼睑或颜面水肿，午后可消退，后逐渐遍及上下肢及躯干水肿，全身水肿可逐渐加重，可随体位变化而变化。水肿最明显处为颜面、下肢、阴囊，严重患者可合并有胸水、腹水等表现。

（2）蛋白尿：可表现为小便泡沫增多，尿色发生改变，使用醋酸加热法将小便加热可出现蛋白。

（3）高脂血症：血液检验可表现高胆固醇、高甘油三酯、低密度脂蛋白、极低密度脂蛋白、脂蛋白（a）浓度升高。

（4）低蛋白血症：因胃肠道黏膜水肿导致饮食减退、蛋白摄入不足、吸收不良、大量白蛋白从尿中丢失，从而出现低蛋白血症，可表现为乏力、皮肤苍白、贫血、精神萎靡等。

肾病综合征复发有哪些早期表现？

肾病综合征复发是指连续 3 天，晨尿蛋白由阴性转为 3+ 或 4+，或 24 小时尿蛋白定量 ≥ 50mg/kg 或尿蛋白定量 ≥ 40mg/(m^2·h) 或尿蛋白／肌酐(mg/mg) ≥ 2.0，除外感染。肾病综合征复发的早期临床表现有：

（1）尿泡沫增多：肾病综合征复发时，尿蛋白增多，容易滋生细菌，细菌会破坏尿液的成分结构，致使尿液产生过多的气泡，蛋白质的表面张力较低，尿液表面自然会形成泡沫。

（2）食欲减退：肾病综合征复发时，由于肠道黏膜水肿，导致患儿食欲减退。

（3）低蛋白血症：肾病综合征复发时，由于患儿食欲减退，蛋白质摄入不足、吸收不良，蛋白从尿中丢失，形成低蛋白血症。

（4）眼睑及双下肢水肿：肾病综合征复发时，形成低蛋白血症，水钠潴留，出现眼睑及双下肢水肿。

（5）高脂血症：肾病综合征复发时，由于蛋白丢失，肝脏合成脂蛋白增加，但分解代谢障碍，形成高脂血症。

肾病综合征并发感染的表现有哪些？

感染是肾病综合征最常见的并发症，肾病综合征并发感染与蛋白质营养不良、免疫功能紊乱（血清 IgG 及细胞因子减少）、白细胞功能下降及应用糖皮质激素治疗有关。体液与皮下积液为感染提供了有利的条件，常见感染部位顺序为呼吸道、泌尿道、皮肤及腹腔等。常见表现：

（1）呼吸道感染：表现为感冒、咳嗽，严重者可表现为大叶性肺炎。

（2）泌尿道感染：表现为尿频、尿急。

（3）皮肤感染：常见的有皮肤疖疮、蜂窝织炎；由于应用糖皮质激素，并发感染的临床表现常不明显。

（4）腹腔感染：常见的是腹膜炎，常表现为腹膜刺激症状，如腹痛、压痛、反跳痛、腹肌紧张等，也可伴有恶心、呕吐、腹胀、发热、感染性休克等症状。

肾病综合征并发高凝状态或血栓的表现有哪些？

肾病综合征并发高凝状态或血栓是由于血液浓缩（有效血容量减少）及高脂血症造成血液黏稠度增加。此外，因某些蛋白质从尿中丢失，肝脏代偿性合成蛋白增加，引起机体凝血、抗凝和纤溶系统失衡；加之肾病综合征时血小板过度激活、应用利尿剂和糖皮质激素等进一步加重高凝状态。一般认为，当血浆白蛋白低于 20g/L 或胆固醇超过 12mmol/L 时，提示存在高凝状态。肾病综合征发生血栓、栓塞中，以肾静脉血栓最为常见，发生率 10% ～ 50%，其中 3/4 病例因慢性形成，临床并无症状；此外，肺血管血栓、栓塞，上腔静脉、下肢静脉、冠状血管血栓和脑血管血栓也不少见。常见部位血栓的表现：

（1）肾静脉血栓：可发生在单侧或双侧，尤其左肾静脉，典型临床表现可有剧烈的肋腹痛、肋脊角压痛，蛋白尿突然加重，寒战、肾叩击痛、血白细胞升高、肉眼血尿、肾功能急剧下降，影像学可发现肾肿大等。

（2）肺血管血栓：多数患者表现为呼吸困难、胸痛、先兆晕厥、晕厥、咯血、心率加快、血压下降、发绀、休克等。

（3）下肢静脉血栓：常见的有股静脉，常表现为一侧肢体突然肿胀，轻者仅局部肿胀，站立时症状加重，重者局部疼痛明显，行走困难，可见双下肢不对称水肿，可伴有浅静脉代偿性曲张等。

（4）上腔静脉血栓：可表现为头颈部及上肢水肿，皮肤及口唇发绀，头晕、头胀、睑结膜充血，颈胸部、胸腹壁静脉明显扩张等。

（5）颅内静脉血栓：可表现为头疼、颅内压增高、昏迷、脑疝，双眼视力明显减退，感觉性失语、失写、失读、失用、偏身感觉障碍、局灶性癫痫，四肢瘫痪，甚至死亡。

第 3 章
肾病综合征病因分析

肾病综合征的发病机制是什么?

肾病综合征的病因及发病机制目前尚不明确,主要与肾小球滤过膜受损有关。在正常情况下,肾脏的功能就像一个过滤筛,留住人体需要的血浆蛋白等物质,排出人体代谢产物及废物,这个筛子就是肾小球滤过膜。这层膜主要包括三层结构:毛细血管内皮细胞层、基底膜层、足细胞,它们分别有大小不同的孔径,同时携带有负电荷,故对过滤分子具有选择性。人体内血浆白蛋白也是负电荷,故正常情况下白蛋白可以留在人体血液中。而在某些肾脏病理情况下,免疫因素和炎症损伤使这层滤过屏障受损,导致滤过膜的孔径大小发生改变及静电屏障破坏,犹如筛子上出现一个大洞,多种蛋白自尿中丢失,从而形成蛋白尿。尿中大量丧失蛋白质使血浆蛋白降低,血液胶体渗透压下降,改变了毛细血管内与组织间液体交换的平衡,本来在血管里的水分开始潴留在组织间隙,形成水肿。由于有效血容量减少,促进肾素、血管紧张素、醛固酮分泌增加,引起水钠潴留,另外,因肾血流量减少使肾小球滤过率下降，也促使水肿发生。持久大量蛋白尿，使血浆蛋白特别是白蛋白浓度降低，出现低白蛋白血症，这亦刺激肝内脂蛋白的生成，从而形成高脂血症。

健康中国·名家科普

肾病综合征与遗传有关吗？

对于儿童肾病综合征而言，尽管大多数病例属于微小病变型，临床上具有对激素敏感、缓解率高、预后好等特点，但仍有 10%～20% 的患儿经正规糖皮质激素治疗不能缓解，对激素产生抵抗。近年来，随着分子遗传学技术的发展和应用，发现一些肾病综合征与足细胞相关蛋白编码基因突变有密切关系，这些基因包括 NPHS1、NPHS2、ACTN4、WT1、CD2AP、NEPH1、TRPC6 等。这种基因突变可能是孩子自身的因素，也可能是由父母双方携带的致病基因遗传所致。遗传性肾病综合征指由于肾小球滤过屏障组成蛋白的编码基因或其他相关基因突变所致的肾病综合征，临床绝大多数表现为激素耐药型肾病综合征，10 年后约 30%～40% 的患儿进展至终末期肾病。病理类型主要为局灶节段性肾小球硬化和弥漫性系膜硬化。虽然肾病综合征与遗传有关，但是并不代表所有肾病综合征都是遗传所致，也不代表肾病综合征一定会遗传给自己的孩子，但是发病年龄越小，遗传可能性越大，至于是否会遗传给后代，可以根据全基因谱检测、肾穿刺活检术及家族史等可以做出判断。

肾病综合征都是肾炎引起的吗？

肾病综合征按病因可分为原发性、继发性及先天性三种，原发性肾病综合征即找不到原因的肾病综合征，占肾病综合征的绝大部分；其次为各种继发性肾病综合征，即可以找到明确病因导致的肾病综合征，此外，先天性肾病综合征发病率较低，与遗传及基因突变有关。许多种肾炎可以导致肾病综合征，例如紫癜性肾炎、狼疮性肾炎、乙型肝炎病毒相关性肾炎等，在急性肾小球肾炎的急性期，少数病人也可表现为肾病综合征。但是这不代表肾病综合征都是由肾炎引起的，糖尿病、肾淀粉样变、新生物、肿瘤、药物、遗传及感染等都有可能引起肾病综合征。一般小儿应着重除外遗传性疾病、感染性疾病及过敏性紫癜等引起的继发性肾病综合征，中青年则应着重除外结缔组织病、感染、药物引起的继发性肾病综合征；老年则应着重考虑代谢性疾病及新生物有关的肾病综合征。

哪几种肾小球肾炎会引起肾病综合征？

（1）紫癜性肾炎：好发于青少年，有典型皮肤紫癜，常于四肢远端对称分布，多于出皮疹后 1～4 周出现血尿和（或）蛋白尿，严重者可伴有大量蛋白尿，从而引发肾病综合征。

（2）系统性红斑狼疮性肾炎：好发于中年女性及青少年，免疫学检查可见多种自身抗体，以及多系统的损伤，如累及肾脏，可导致肾病综合征，行肾穿刺活检术可帮助明确诊断及规范治疗。

（3）乙型肝炎病毒相关性肾炎：多见于儿童及青少年，临床主要表现为蛋白尿或肾病综合征，常见病理类型为膜性肾病。诊断依据：①血清 HBV 抗原阳性；②患肾小球肾炎，并且排除其他继发性肾小球肾炎；③肾活检切片找到 HBV 抗原。

（4）在急性肾小球肾炎的病人中，急性期有少数人也可表现为大量蛋白尿，血浆白蛋白持续丢失，从而引发肾病综合征。

哪些因素会引起继发性肾病综合征？

继发性肾病综合征的原因很多，常见因素如下：

（1）感染：各种细菌（链球菌感染后肾炎、葡萄球菌感染后肾炎等），病毒（乙肝、艾滋、丙肝等），寄生虫（疟疾、血吸虫、丝虫等），支原体，梅毒等；

（2）药物、中毒、过敏：药物有青霉胺、海洛因、非甾体类抗炎药、丙磺舒卡托普利（巯甲丙脯酸）三甲双酮、甲妥因、高氯酸盐、抗蛇毒素、造影剂等；中毒及过敏因素则有金属、有机物、蜂蜇、蛇毒、花粉、血清、预防接种疫苗等；

（3）全身性系统性疾病：包括系统性红斑狼疮、类风湿性关节炎、混合性结缔组织病等；

（4）肿瘤：恶性肿瘤特别是淋巴细胞恶性肿瘤易诱发肾病综合征，包括霍奇金病、非霍奇金淋巴瘤白血病、Wilm 瘤、黑色素瘤、多发性骨髓瘤、肺透明细胞癌等；

（5）遗传性疾病：Alport 综合征、指甲 - 髌骨综合征、Fabry 病等；

（6）代谢及内分泌疾病：糖尿病、桥本甲状腺炎、淀粉样变性等；

（7）其他：高血压恶性肾小球硬化、肾移植慢性排斥反应等。

儿童肾病综合征多由哪些因素引起？

引发儿童肾病综合征的因素一般有以下几个方面：

（1）原发性肾病综合征：尽管肾病综合征的病因目前尚未完全清楚，但目前的研究已证明，免疫调节功能紊乱，尤其是 T 细胞及其亚群的调节功能紊乱，在肾病综合征的发病机制中，起着极其重要的作用，主要表现为抑制性细胞数值增加和功能下降。

（2）先天性肾病：这种情况比较少见，一般起于婴儿期。先天性肾病综合征芬兰型和非芬兰型均为常染色体隐性遗传病，其基因定位于 19 号染色体长臂，故近亲婚配者其子代发病率高。

（3）继发性肾病综合征：很多因素会导致继发性肾病综合征，儿童多继发于系统性红斑狼疮、过敏性紫癜、蚊咬伤、感染、金属或药物中毒等。

过敏性紫癜如何导致肾病综合征？

过敏性紫癜是一种由循环 IgA 免疫复合物介导的系统性小血管炎。免疫复合物沉积于血管壁，导致血管通透性增高、血液成分渗出，引起皮肤、黏膜、内脏器官等多部位病变。在紫癜性肾炎，肾小球系膜区和毛细血管襻均存在 IgA 为主的免疫复合物沉积，从而导致肾脏损伤。目前紫癜性肾炎的发病机制尚不明确，主要与体液免疫异常有关，人们通过研究发现，肾小球系膜区存在特异性 IgA_1 受体，而过敏性紫癜患者血清 IgA_1 水平及含 IgA_1 的循环免疫复合物水平增高，这就促进了 IgA_1 沉积于系膜区，一旦沉积，即可活化补体旁路途径和触发炎性介质的释放，从而介导组织损伤。此外，紫癜性肾炎的发病机制也涉及细胞免疫异常，同时有多种细胞因子与炎性介质和遗传因素的参与。

乙型肝炎如何损害到肾脏？

乙型肝炎病毒相关性肾炎确切的发病机制尚未明确，目前已经发现乙型肝炎感染后激发人体一系列免疫反应，产生免疫复合物沉积于肾脏，可能是导致肾小球损伤的主要发病机制。机体对乙肝病毒相关抗原免疫应答反应不同，决定了免疫复合物在肾小球内不同的沉积方式和类型，进而导致肾脏组织学的不同病理类型。介导乙型肝炎病毒相关性肾炎的免疫复合物可以是 HBsAg、HBcAg 和 HBeAg 相关抗原抗体复合物的一种或数种。例如，乙型肝炎病毒相关性膜性肾病患儿的 HBeAg 与抗 HBeAg 抗体（HBeAb）结合形成的循环免疫复合物在血液中可暂时解离，解离后分子质量相对较小的 HBeAg 穿越肾小球毛细血管基底膜后种植于上皮侧，HBeAb 与在上皮侧种植的 HBeAg 结合，重新生成所谓原位免疫复合物，进一步激活补体，形成膜攻击复合物 C5b-9，刺激肾小球足细胞分泌多种蛋白酶、细胞因子、血管活性物质及细胞外基质，共同介导毛细血管基底膜损伤，引起蛋白尿等肾脏损害的临床表现。此外，遗传易感性在乙肝病毒相关性肾炎的发病中也具有一定的作用。

肾小球微小病变病变程度如何？它如何引起肾病综合征？

微小病变型肾病是根据其肾脏病理形态学特征来命名的，由此可以大概推测它的肾脏病理改变程度。从光镜来看，微小病变型肾病的肾小球基本正常或轻度异常，免疫荧光也未见免疫球蛋白和补体沉积，唯一的特征性病理改变是足细胞变化，电镜下可见广泛的足突融合。微小病变型肾病是儿童肾病综合征最常见的病因，占 10 岁以下患儿的 70% ～ 90%，大多数该病患者对激素治疗敏感，但仍有一部分表现为激素耐药。成人患者预后与儿童患者有较大差异。

微小病变型肾病的发生与机体免疫功能异常有关，其中细胞免疫可能起着更重要的作用。当然，体液免疫异常的问题同样存在。T 细胞功能异常，释放细胞因子如白介素等，从而降低足细胞表面硫酸肝素含量，削弱滤过膜电荷屏障，引发蛋白尿。足细胞是肾小球滤过膜的一道重要屏障，不仅参与构成滤过膜的机械屏障和电荷屏障，还分泌血管内皮细胞生长因子，调控内皮细胞功能。而免疫性损伤、足细胞相关分子基因突变、感染、毒物、药物、代谢因素、血流动力学等因素均可导致足细胞损伤，不仅带来自身功能与结构异常，还累及肾小球基底膜、内皮细胞和系膜细胞，导致肾小球结构破坏和肾小球硬化的发生。

青少年肾病综合征多由哪些因素引起？

（1）感染：各种细菌感染、病毒感染、支原体感染等，均有可能诱发肾病综合征。例如：好发于青少年的急性肾炎，又称急性感染后肾小球肾炎，其典型病例于咽峡部、皮肤等处链球菌感染后发生水肿、血尿、蛋白尿等症状，部分患儿临床可表现为肾炎型肾病综合征；我国属于乙型肝炎高流行区，在乙型肝炎疫苗纳入儿童免疫规划后，我国的HBV 感染率逐年下降，但有些不幸感染乙肝病毒的青少年患者，不仅可以表现为乙型病毒性肝炎，也可累及肾脏引起乙型肝炎病毒相关性肾炎，如出现大量蛋白尿，临床也可表现为肾炎型肾病综合征。

（2）过敏：大多数人出现过敏可仅表现为荨麻疹，但由于个人体质不同，有些患儿接触过敏原，如花粉、螨虫、海鲜、疫苗后，可引发过敏性紫癜，累及皮肤、黏膜、内脏器官等多部位病变，从而导致紫癜性肾炎，部分患者可表现为肉眼血尿及大量蛋白尿。

（3）全身性系统性疾病：包括系统性红斑狼疮、类风湿性关节炎、混合性结缔组织病等。其中以系统性红斑狼疮较多见，由于体内有大量致病性自身抗体和免疫复合物而造成组织损伤，其中包括狼疮性肾炎，临床可表现为肾病综合征。

（4）药物、中毒等：药物有青霉胺、海洛因、抗蛇毒素造影剂等有肾毒性的药物，故需规范合理用药；中毒则有重金属、有机溶剂等，许多家庭新装修以后，室内存在大量甲醛、甲苯等有毒气体，如长期接触，也可导致肾脏损害。

不同类型的肾小球病变都会引起肾病综合征吗？

导致肾病综合征的肾小球疾病有很多，大体可分为两类：非免疫复合物性和免疫复合物性。前者包括微小病变肾病，局灶节段性肾小球硬化（塌陷性、顶端型、细胞型、门周型），C1q 肾病，先天性芬兰型肾病综合征；后者包括膜性肾病、Ⅰ型膜增生性肾小球肾炎、致密物沉积病、原纤维性肾小球肾炎、触须样免疫性肾小球病。此外，急性感染后肾小球肾炎、IgA 肾病也属于免疫复合物性肾小球疾病，临床可表现为肾炎型肾病综合征。以上所有的肾小球病变都有可能引起肾病综合征。此外，单克隆免疫球蛋白沉积病、HIV 相关性肾病、镰刀状细胞性肾病、Fabry 病、脂蛋白肾小球肾病等疾病也与肾病综合征有关。

系统性红斑狼疮如何引起肾病综合征？

系统性红斑狼疮是一种复杂的自身免疫性疾病，以出现多种自身抗体为特征，目前确切的病因并不清楚，可能与遗传背景、环境因素、内分泌异常、免疫系统紊乱等有关。几乎所有的系统性红斑狼疮患者都存在肾组织受损的组织学、免疫病理或超微结构的改变。绝大多数狼疮性肾炎患者肾脏中可见免疫球蛋白和补体沉积于肾小球和肾小管，目前认为可能有三种机制参与肾内免疫复合物的沉积。第一，抗体直接与肾小球抗原结合，自身抗体能与多种肾小球组分起反应，如硫酸乙酰肝素、层黏连蛋白、IV 型胶原等，形成免疫复合物沉积于肾脏系膜区和内皮下。第二，循环抗原植入肾小球后，再与自身抗体结合。系统性红斑狼疮患者，体内细胞凋亡增加或清除减少，产生大量核小体，核小体可以通过带阳电荷的 N 末端结合到带阴电荷的肾小球基底膜上，并激发自身免疫。第三，循环免疫复合物沉积于肾小球，但这可能不是狼疮性肾炎的主要参与机制。

什么是膜性肾病？有何临床特点？

膜性肾病是一个病理形态学诊断名词，其特征性的病理学改变是肾小球毛细血管襻上皮侧可见大量的免疫复合物沉积。该沉积物局限于肾小球基底膜的上皮侧，导致肾小球基底膜增厚，足细胞功能受损，肾小球滤过膜屏障受损，因而出现大量蛋白尿。许多因素可导致肾小球膜性病变，例如自身免疫性疾病、感染、药物中毒、糖尿病、肿瘤、肾移植等。

膜性肾病发病年龄以 40 岁以上多见，男女比例约为 2：1。大多数患者以肾病综合征起病，约 20% 的患者表现为无症状、非肾病范围的蛋白尿。其临床特点包括：

（1）膜性肾病患者尿蛋白定量波动较大；

（2）约有一半患者有镜下血尿，但一般不会导致肉眼血尿；

（3）17%～50% 成年患者起病时伴高血压，若起病时就有高血压和肾功能损害，预后通常较差；

（4）患者起病往往较隐匿，有些患者是在常规体检时发现蛋白尿；

（5）膜性肾病患者，特别是肾病综合征临床表现持续存在的情况下，静脉血栓的发生率明显高于其他肾小球疾病患者；

（6）膜性肾病患者的预后差异悬殊，以女性患者和儿童患者的自发缓解率较高，且多发生在起病后 3 ～ 5 年内。

什么是肾淀粉样变性，有何临床特点？

淀粉样变性是以细胞外淀粉样蛋白沉积为特点的一类疾病。淀粉样蛋白在组织和器官中的积聚，导致相应组织的结构破坏和相应器官功能紊乱。依据多种不同的前体蛋白，分为 AL 型淀粉样变性、透析相关性淀粉样变性、AA 型淀粉样变性、遗传性淀粉样变性等不同类型。肾淀粉样变性是指多种原因诱导的以特异性糖蛋白－淀粉样蛋白在肾组织沉积而引起的病理改变。

肾病综合征患者如有以下特点，临床应考虑 AL 型淀粉样变性可能：（1）中老年患者；（2）大量非选择性蛋白尿；（3）多无镜下血尿；（4）多无高血压，且易出现低血压，尤其是体位性低血压；（5）严重肾功能衰竭时仍存在肾病综合征；（6）肾脏体积增大，即使慢性肾功能衰竭终末期肾脏体积也无缩小；（7）伴深静脉血栓。肾淀粉样变性确诊依据肾脏病理。

糖尿病如何引起肾病综合征？可以治愈吗？

糖尿病肾病发病机制如下：

（1）血流动力学改变。糖尿病患者由于肾小球入球小动脉阻力降低，而其出球小动脉的阻力相对增加，从而使肾小球滤过压增高，出现肾小球内高滤过现象。肾小球高滤过，使肾小球毛细血管内压增加，不仅让血管内皮细胞发生形态和功能的变化，也使肾小球毛细血管处于扩张状态，对系膜区造成一种牵张力，使得系膜区增宽，肾小球基底膜增厚，系膜细胞增生，细胞外基质合成增加。同时，由于肾小球毛细血管扩张，使毛细血管表面积增加，导致足细胞数目相对不足，若失代偿，导致足细胞凋亡、脱落。此外，肾小球高灌注、高压力和高滤过，还能驱使血浆中一些大分子物质通过毛细血管壁渗出并滞留于肾脏，进一步加重肾脏损伤。

（2）氧化应激与糖代谢紊乱。氧化应激是指因氧化物过量形成或抗氧化防御作用缺陷，致使细胞产生大量活性氧，其过多积聚对蛋白质、脂肪和核酸均有损害作用。线粒体氧化应激，触发细胞内糖代谢异常的发生。

（3）胰岛素抵抗。胰岛素抵抗和高胰岛素血症可通过多种途径引起血压升高，进一步促进血流动力学改变，从而影响血管内皮细胞的功能，导致血管内皮细胞功能障碍。

（4）细胞因子的作用。细胞因子参与肾小球血流动力学改变、细胞增殖、细胞肥大等诸多方面，可通过自分泌、旁分泌和内分泌途径相互影响与相互制约，构成糖尿病肾病的发病过程中复杂的细胞因子网络。

（5）遗传背景。糖尿病肾病的发生不是糖尿病发展的必然结果，还与个体对肾病的易感性有关，有一定的家族聚集倾向。

糖尿病患者发生糖尿病肾病后，其进展至终末期肾功能衰竭的速度要比一般肾脏病快，大约是其他肾脏病的 14 倍，预后差，大多无法治愈，只能延缓及控制。因此，预防和延缓糖尿病肾病的发生和发展，对提高糖尿病患者的存活率、改善其生活质量具有十分重要的意义。

不同肿瘤如何导致肾病综合征?

由肿瘤导致的肾脏损害称为肿瘤相关性肾脏病,临床表现以蛋白尿或肾病综合征为主,大多发生在肿瘤之后或与肿瘤同时发现,也可在肿瘤诊断之前出现,主要特征为肿瘤有效治疗后肾脏病自然治愈或好转。最常引起肾损害的肿瘤为肺、胃肠道等实体肿瘤,血液、淋巴系统肿瘤和骨髓异常增生性疾病。

肿瘤可通过以下几种方式导致肾脏损害:

(1)肿瘤直接损害:以血液系统肿瘤较常见。肿瘤转移至肾脏或肾脏附近,压迫肾动脉、输尿管,导致肾缺血、继发性高血压、梗阻性肾病,或形成瘤栓,导致微血栓形成和血管内皮细胞损伤。

(2)免疫介导:肿瘤可通过肿瘤相关抗原、胎儿抗原再现、病毒抗原、诱发自身蛋白变异、产生自身抗体等方式形成免疫复合物和细胞免疫介导肾小球疾病,导致肾脏损害。

(3)代谢异常:肿瘤可以导致机体代谢异常,如副球蛋白血症、高钙血症、高尿酸血症和低钾血症等,引起代谢紊乱,间接造成肾脏损害。

(4)放射性和药物性肾损害:在肿瘤的辅助检查中,常常使用造影剂,可介导造影剂肾病,在化疗中,因肿瘤细胞快速破坏引起的肿瘤溶解综合征,可导致急性肾功能衰竭。

(5)其他:肿瘤可引起弥散性血管内凝血、低血容量、营养不良、多器官衰竭等,导致肾脏损害。

蛋白尿是症状也是肾损害因素吗？

由于肾小球滤过膜的滤过作用和肾小管的重吸收作用，健康人尿中蛋白质的含量很少（每日排出量小于 150mg），蛋白质定性检查时，呈阴性反应。当尿中蛋白质含量增加，普通尿常规检查即可测出，称蛋白尿。蛋白尿是肾病的一大典型症状，但尿蛋白漏出的多少并不能体现肾病病情轻重。轻度慢性肾病患者尿蛋白漏出少不一定说明肾脏病理损伤轻；大量蛋白尿也不能说明肾病病理损伤严重。例如微小病变型肾病，肾脏病变轻微，但每日尿蛋白量可达几克甚至十几克。

蛋白尿不仅是临床症状，更是肾损害因素。它是肾小球损伤的生物学标志，也是加速肾小球疾病向终末期肾衰进展的主要危险因素之一。蛋白尿可通过诱导化学趋化因子、激活补体、诱导肾小管上皮细胞促纤维化的信号和细胞凋亡等机制促进肾小管间质损伤，加速肾间质纤维化的发生与发展。

为什么感冒能诱发肾病综合征复发？

感染是肾病综合征反复的诱因之一，包括各种感染如呼吸系统感染、泌尿系统感染、胃肠道感染等。肾病综合征患者由于体内蛋白流失和激素、免疫抑制剂的使用，体内免疫细胞比正常的人少，人体免疫功能比较弱，有病菌侵入时，免疫细胞不但没有吞噬病菌，而是暂时把病菌包容起来，身体中的病菌抗体与病菌本身结合成一种免疫复合物，随着血液循环到了肾脏时，会沉积到肾小球的基底膜，从而损害肾脏，使大量蛋白流失，最终将引起肾病综合征复发或使病情加重。对肾病患者来说，感冒是血尿、蛋白尿反复出现与加重的重要诱因。所以肾病综合征患者治疗期间以及治愈后一定要注意保暖，以免引起感冒导致病情复发。

为什么过度劳累能诱发肾病综合征复发？

临床中常规嘱咐肾病的病人应该避免劳累，注意休息，因为既往观察发现劳累、较大量的运动等可以引起肾脏的血流动力学变化，即使正常人劳累后也可能出现一过性蛋白尿；临床中也常常观察到肾病病人在劳累后蛋白尿及血肌酐水平上升，而蛋白尿是肾脏病进展的独立危险因素，因此肾病病人应该避免劳累。此外，过度劳累的话会加速人体内的代谢，这样就会给肾脏增加负担。肾脏的负担加大之后肾脏抵抗外来病因的能力就会减退，这样很容易导致肾病综合征的复发。所以肾病综合征患者在日常生活中一定要避免过度的劳累和剧烈的体育运动。一提到劳累人们首先想到的是体力劳动所致，而往往忽略了脑力劳动，过度脑力劳动会导致机体免疫力下降，所以对于肾病患者来说，不管是体力劳动还是脑力劳动，都要预防肾病复发，都应注意劳逸结合，忌过度劳累。

高血脂为何会影响肾功能？

高脂血症作用于肾小球系膜细胞表面的低密度脂蛋白受体，增加巨噬细胞趋化因子的释放和细胞外基质的产生。释放的活性氧氧化低密度脂蛋白，形成氧化低密度脂蛋白，其被巨噬细胞和系膜细胞吞噬后，转化为泡沫细胞，参与肾小球硬化的发生。低密度脂蛋白和氧化低密度脂蛋白还打乱了肾脏局部前列腺素和血栓素的动态平衡，影响肾小球血流动力学和血管通透性，改变系膜细胞的生物学行为，间接参与了肾小球损伤的发生。此外，与白蛋白结合的游离脂肪酸对肾小管间质有一定的损伤作用，也使得高血糖、胰岛素抵抗、高血压等糖脂代谢异常突出，加重了肾脏损伤。高脂血症对足细胞亦有直接毒性作用，促进蛋白尿的发生。

高血压是肾病综合征的直接诱因吗?

原发性高血压所导致的肾脏小动脉或肾实质损害，称为高血压性肾损害。绝大多数临床所见的高血压肾损害是以良性小动脉性肾硬化为主，其发生与高血压的严重程度和持续时间呈正相关。其发病机制如下：

（1）交感神经系统活性升高：去甲肾上腺素能直接引起肾脏血管收缩，使肾脏血管阻力增加，肾血流量减少，引起肾单位缺血，促进肾素从肾小球旁器分泌释放，进一步通过肾素血管紧张素系统的相互作用促使血压升高。

（2）肾素血管紧张素系统：RAS 激活可导致水钠潴留和高血压发生。血管紧张素 II 可使肾血管收缩，造成肾脏血流量下降和血管阻力增加，肾小球内压力随之升高，系膜细胞收缩，导致对蛋白的通透性增加，出现蛋白尿、肾小球硬化和肾衰竭。

（3）盐的负荷增加：可使中枢神经系统交感神经活性升高。

（4）遗传或先天因素：不同人种的高血压肾损害病理表现存在差异性。

（5）高血压状态下肾小球前小动脉阻力增加及肾小球内高压：高血压状态下肾小球前动脉阻力持续增高使肾小球毛细血管处于高灌注、高滤过和高跨膜压的状态，进而影响肾脏固有细胞的生长状态和生物学功能。高血压状态下的肾小球内高压是导致高血压性肾损害的主要病理生理机制。

第4章
肾病综合征的诊断方法 ······························

肾病综合征必备诊断条件有哪些？

肾病综合征最基本的特征是大量蛋白尿、低蛋白血症、（高度）水肿和高脂血症，即所谓的"三高一低"及其他代谢紊乱为特征的一组临床症候群。

具备下述表现者，即诊断为肾病综合征单纯型。

（1）大量蛋白尿：尿蛋白定性≥+++，定量≥50mg/(kg·d)；

（2）低蛋白血症：血浆白蛋白低于 25g/L；

（3）不同程度的水肿；

（4）高脂血症：血浆胆固醇＞5.7mmol/L。

其中（1）（2）两项为诊断所必需。

已具备上述表现者，如有下述表现之一，则诊断为肾病综合征肾炎型。

（1）血尿：2 周内 3 次尿检，离心尿红细胞≥10/HP；

（2）高血压：学龄儿童≥130/90mmHg，学龄前儿童≥120/80mmHg；

（3）氮质血症：血尿素氮（BUN）＞10.70mmol/L；

（4）持续低补体血症（血补体 C3 下降）。

什么是肾功能检查？

不同于成人慢性肾病，儿童慢性肾病的主要病因是先天性及遗传性异常，到目前为止，已经发现了超过 150 个能调节肾脏发育或是特异性调节肾小球与肾小管功能的基因。肾脏病影响儿童生长发育，早期诊断治疗的意义在于能够有效防治慢性肾脏病的进展，改善其成人之后的人生。肾功能检查主要是为了评价肾脏功能状态，确定肾脏疾病的有无及其严重的程度，从而判断疾病的情况，采取相应的治疗措施，及时进行治疗。

肾脏是分泌尿液，排泄废物、毒物的重要器官，能起调节人体电解质浓度、维持酸碱平衡的作用。评价肾功能的情况，我们一般采取抽血检验患儿的血尿素氮、血肌酐、血尿酸等方法，通过计算患儿的血内生肌酐清除率来评定肾小球的滤过功能，以此判断患儿的肾功能损害程度等。肾功能受损或逐渐衰退，肾的排泄和调节功效也将会降低。肾功能损害严重时，还会发生尿毒症而危及性命。

导致孩子出现肾脏问题的原因很多，其中除了一些基因、遗传方面的问题外，还有不少和生活方式、饮食运动、卫生习惯、常见感染相关的因素，因此，家长们要提高警惕，勿要忽视肾功能的检查，长期监测，若发现异常情况，及时就医，以免延误病情。

尿检中哪些项目有助于肾病综合征的诊断？

肾病综合征是免疫性疾病，是免疫紊乱，免疫复合物沉积在肾脏，导致滤过膜的损伤，引起大分子蛋白和红细胞的漏出。临床上常见的是蛋白尿。

尿常规检查是确诊肾病综合征的关键性实验室检查，通过尿蛋白定性、尿沉渣镜检，可以初步判断是否有肾小球病变存在。而 24 小时尿蛋白定量 ≥ 50mg/(kg·d) 是诊断的必备条件。虽然某些生理情况下，如运动、过冷、过热等也能导致尿蛋白增多，但诱因去除后尿检测即可恢复正常。另外，在早期发现肾病综合征的尿检中，肾小管功能检测也有利于早期发现并确诊肾病综合征，如常用的实验室检查 α_1- 微球蛋白、视黄醇结合蛋白、尿 N- 乙酰 -β-D- 葡萄糖苷酶（NAG）。在肾病综合征的患儿中我们常常发现，尿 NAG 可明显增高，严重者可超过正常值 10 ～ 20 倍，缓解期 NAG 下降，是比尿蛋白、血清肌酐、尿素氮更灵敏的临床检测指标。

虽然肾脏病发病隐匿，但是要早期发现慢性肾脏病并不困难，定期检查尿常规是早期发现慢性肾脏病最有效和简便的方法。尿常规在临床上是不可忽视的一项初步检查，不少肾脏病变早期就可以出现蛋白尿或者尿沉渣中有形成分。一旦发现尿异常，常是肾脏或尿路疾病的第一个指征，亦常是提供病理过程本质的重要线索。

肌酐为何被称为"笨"指标？

评价肾功能的情况，我们一般采取抽血检验患儿的血尿素氮、血肌酐、血尿酸等，通过计算患儿的血内生肌酐清除率来评定肾小球的滤过功能，以此判断患儿的肾功能损害程度等。而在常规的肾功能检查中，最早可帮助医生判断肾功能不全的指标之一，即是血肌酐，血肌酐基本上不受饮食、高分解代谢等肾外因素影响。在外源性肌酐摄入量稳定，体内生成量恒定（每日 20mg/kg）的情况下，血肌酐浓度主要取决于肾小球滤过功能。但是血肌酐与肌酐清除率并不完全一致，肌酐清除率较血肌酐更为敏感。在肾功能减退早期（代偿期），肌酐清除率下降而血肌酐却正常。当肾小球滤过率下降到正常的 50% 以上时，血肌酐才开始迅速上升，因此当血肌酐明显高于正常时，常表示肾功能已严重损害。由于肌酐清除率还受到肾小球浓缩功能的影响，在肾浓缩功能受损的情况下，血肌酐就是反映肾小球功能的最可靠指标。

因此，对于肾功能损伤的判断，肌酐即是"笨"指标。在肾脏疾病中，我们追踪及随访血肌酐的指标，必要时还应计算或检查肾小球滤过率，了解肾功能损伤的真实情况。肌肉健壮的人血肌酐水平可能会在正常值范围内偏高一些，这种情况不需过分担心，定期监测即可。而儿童及老年人、肌肉消瘦者的血肌酐水平偏低，因此，一旦血肌酐偏高，就要警惕是否出现肾功能减退。

尿蛋白在诊断中有何意义？

尿蛋白是尿液通过酸化加热后混浊而检出的。正常人每天尿中排出的蛋白质一般为 40 ～ 80mg，上限为 150mg，称为生理性蛋白尿。一般说来，持续性的蛋白尿往往代表肾脏有病变。尿蛋白的多少反映了病变程度，临床可据此作疗效观察。

尿蛋白检查的意义有哪些：

（1）生理性蛋白尿：见于发热、低温刺激、高温、剧烈运动或劳动后以及体位性蛋白尿；体位影响尿蛋白，体位性蛋白尿只是一种表现，而不是一种独立疾病。它可能是生理性的，也可能是病理性的。人在生长发育期或由于身体解剖因素，都可能出现体位性蛋白尿。若的确是生理性或体位性蛋白尿，蛋白尿可以自然消失，也有可能持续较长时间不消失，一般无明显肾实质病变，对肾功能也不会造成明显损害。曾患过急性肾炎或肾盂肾炎的患者，在恢复期中也可出现体位性蛋白尿。另外有些人可能有轻微肾脏病，因症状较轻，有时也会出现体位性蛋白尿。这两种人如忽视定期随访和检查，很容易延误治疗，部分患者还会发展为肾功能不全。因此，体位性蛋白尿必须进一步具体检查或追踪复查才能定论，确诊时一定要慎重。一旦确诊应避免频繁而剧烈的运动，由于有可能增加尿蛋白量，进而有可能造成肾小管间质损害，故应尽量避免大运动量。生理性体位性蛋白尿者不需特殊治疗，但定期检查与保护肾脏是必要的。

（2）病理性蛋白尿（各种原发或继发性疾病所致的蛋白尿）

①肾小球性蛋白尿：肾小球滤过膜负电荷消失和基膜化学成分改变，滤过膜通透性增高，大量中分子量蛋白质漏出，超过肾小管重吸收能力。肾小球性蛋白尿见于急性和慢性肾小球肾炎、肾盂肾炎、肾病综合征、肾肿瘤、狼疮性肾炎、过敏性紫癜性肾炎、肾动脉硬化、肾静脉血栓形成等。

②肾小管性蛋白尿：当肾小管重吸收能力降低，肾小管性蛋白尿通常以低分子量蛋白质为主（β-微球蛋白），常见于活动性肾盂肾炎，间质性肾炎，肾小管性酸中毒，肾小管重金属（汞、铅、镉）损伤。

③混合性蛋白尿：肾小球、肾小管同时受损。见于慢性肾炎、慢性肾盂肾炎、肾病综合征、糖尿病肾病、狼疮性肾炎等。

④溢出性蛋白尿：肾脏正常，而血液中有多量异常蛋白质。见于多

发性骨髓瘤、原发性巨球蛋白血症出现的本 - 周蛋白尿、骨骼肌严重损伤及大面积心肌梗死时的肌红蛋白尿。

⑤药物肾毒性蛋白尿：应用氨基糖苷类抗生素（庆大霉素）、多肽类抗生素（多黏菌素）、抗肿瘤药（甲氨蝶呤）、抗真菌药（灰黄霉素）、抗精神病药（氯丙嗪）等。

其他如泌尿系统感染（膀胱炎、尿道炎）所出现的蛋白尿为假性蛋白尿。

没有尿蛋白意味着疾病减轻吗？

对于已确诊患有肾病综合征、紫癜性肾炎、急性和慢性肾小球肾炎等肾小球性疾病，尿蛋白数量直接反映肾脏损伤程度。蛋白数量减少，代表肾脏损伤减轻，反映肾脏病变有所改善。另外，若病情迁延不愈，当尿蛋白减少或是消失，可能是由于大部分肾小球纤维化，滤过的蛋白质减少，肾功能日趋恶化，是病情加重的表现。

因此判断病情的好转预后，要综合尿蛋白的量和持续时间来全面考虑，还要结合自身的情况和肾功能检查来确定。不要以为没有蛋白尿就是肾病痊愈，这时应该去医院做一系列相关检查，遵医嘱减药，并做出相应的治疗，不要随意停药或忘记复诊。

尿血意味着什么？

尿隐血（尿潜血）阳性反映的是尿液中含有较多的红细胞、血红蛋白或者肌红蛋白，尿潜血阳性并不等同于血尿。在剧烈运动、重体力劳动或久站后，尿中可出现一过性微量红细胞，这种情况属正常，没有临床意义。但是，如果尿液中经常出现较多的红细胞则提示异常，应密切加以检查。医学上把病人尿液离心沉淀后，用显微镜来检查，如果每个高倍视野中有 3 个以上的红细胞，就叫血尿。

若是仅仅在显微镜下查出红细胞，而眼睛看不出来有血的尿，叫做镜下血尿；如果眼睛能看出尿呈"洗肉水样"或带血色，甚至尿中有血丝或血凝块，叫做肉眼血尿。

首先根据尿常规检查，确定是否为血尿以及出血的可能部位，然后根据病史、体征、伴随症状，估计可能是哪一类疾病，进行必要的检查，进一步明确病变的部位及性质。血尿可由尿路病变引起，或由尿路邻近器官病变及全身性疾病引起。

例如：

（1）泌尿系结石：包括肾、输尿管、膀胱或尿道结石。

（2）泌尿生殖系感染：如肾盂肾炎、肾结核、膀胱尿道炎、前列腺炎等。

（3）肾炎：包括急慢性肾炎、局灶性肾炎、良性急性出血性肾炎等。

（4）泌尿生殖系肿瘤：有肾肿瘤、输尿管肿瘤、膀胱肿瘤、前列腺肿瘤等。

（5）其他泌尿系疾病：如肾下垂、游走肾、先天性多囊肾等。

（6）泌尿系损伤：各种化学物品或药品对肾脏的损害、磺胺类药物所致血尿等。

肾活检怎么做，有何意义?

不知从何时开始，家长圈中流行着一种"做肾穿刺会导致不孕不育"

的说法。一位爸爸，年近不惑，吧嗒了几口烟，犹豫良久，终于开口和我讲了实话："孩子这是腰子病，本来腰子就不好，再戳一针，这腰子就更不好喽，将来还能生孩子吗？我还指望抱孙子嘞。"听完，我哭笑不得。其实，这种说法是错误的。肾活检究竟是如何做的？我们目前大多数采用的是在彩色 B 超引导下行肾穿刺活检术，先用 B 超测定出患儿右肾下端的位置、距离皮肤的深浅、进针的方向、肾脏的活动度等，穿刺过程中肾脏的位置和穿刺针都可以在 B 超屏幕清晰地看见，待一切准备停当，医生会快速按下穿刺针，自肾脏取出 1 条细小的 1 厘米左右的肾组织。

那么肾穿刺的时候孩子会很疼吗？一般来说，在进针前会先麻醉，若患儿很配合，可采用局麻，就像打皮试针那样，但远没有打皮试针痛，而且痛的时间很短暂，因为马上就推注麻药了，以后在肾穿刺过程中就不会感到疼痛了。若是患儿年龄太小或不合作，就会采用"全麻"，但麻醉程度很浅，只需要患儿"熟睡"就可以了，等操作完成后患儿可以很快转醒。肾穿刺一般是很安全的，不必过分担心。一方面，孩子将来的生育功能和肾脏的关系不受到影响，另一方面，肾穿刺只是一种微创针穿刺术，无需开刀，整个穿刺过程都在 B 超引导下，取得的肾组织很少，肾脏自身的止血及修复功能很强，一般卧床休息 24 小时后就可以下地走动了。

什么情况下要做肾活体组织检查？需要注意哪些事项？

很多家长一听医生建议自己孩子做肾穿刺时，脸色煞白，满心担忧，一不知"肾穿刺或肾活体组织检查"为何物，二不知局麻还是全麻，三不知孩子会否痛苦，四不知将来是否影响生育，五不知会有哪些后遗症，因此有些家长会产生抗拒心理，不愿意行肾穿刺，甚至耽误孩子的治疗。什么情况下要做肾活体组织检查？肾穿刺的目的是从肾脏上取得一点点肾组织，用来做光学显微镜（光镜）及电子显微镜（电镜）下的观察，从而更清楚地诊断肾脏疾病，也就是要得到肾脏病的"病理诊断"，同时对肾病治疗有明确的指导及判定预后是有意义的。家长最常问的就是"为什么要做肾穿刺啊？我们的孩子不是诊断明确了吗？为什么还要做肾穿刺？"这个问题我们不如来举例说明：一个患儿有典型的皮疹、关节痛、腹痛、血尿及蛋白尿等，医生就可以诊断"过敏性紫癜性肾炎"了，但这只是"临床诊断"，要想了解紫癜性肾炎的严重程度，最好还是要做肾穿刺，获得过敏性紫癜肾炎的"病理诊断"，有了肾脏病的病理诊断，才能更好地指导医生选择更合适的治疗方案。

肾穿后需要注意哪些？

（1）患儿在肾脏穿刺术后 24 小时内需卧床，6 小时后如血压、尿色正常，可在床上自行翻身或在他人协助下翻身，无肉眼血尿及腰痛者 24 小时后可下床活动，但 2 ～ 3 天内勿活动过度。

（2）术后经常询问患儿的感觉，注意观察患儿尿量、尿色和尿的性状；观察有无并发症发生，如穿刺点局部有无渗血，患儿有无腰痛、腹痛、血尿、肾周围血肿等。如发现异常情况，家长要将情况及时报告医生，以便给予处理。

（3）患儿需多喝水，给予患儿易消化食物，不吃生冷辛辣等刺激性食物，防止呕吐和腹胀。

（4）患儿在不能下床活动时，要协助和鼓励患儿在床上排便，防止尿潴留，一旦发生尿潴留，应行导尿术。

（5）肾活检 3 天内伤口不宜碰水，避免感染等危险情况发生。

哪些情况下慎做肾活体组织检查？

肾穿刺活体组织检查的禁忌证主要有：

（1）有出血倾向者，如采用抗凝药物治疗、伴有全身出血性疾病、肾功能衰竭有出血倾向、血液透析、因采用肝素化易于出血者等。

（2）因血管因素如高龄重度动脉硬化、高血压（血压在 160/110mmHg 以上者，血压控制在正常范围是可以进行的）、肾动脉瘤等。

（3）肾内有结核、脓肿或者邻近器官有感染时不宜进行。

（4）肾肿瘤、多囊肾不宜进行。

（5）独立肾或者严重肾缩小者不宜进行。

（6）全身状况不允许者，如妊娠期、过度肥胖、年迈体弱、精神异常或极不配合者、大量腹水者等。

不做肾活检能否确诊肾病综合征？

肾病综合征不是一种独立性疾病，其症状表现多种多样，表现不一。肾穿刺是诊断肾病的金指标，可以明确病理类型、病情程度、指导治疗、判断预后。部分肾病综合征患者，做肾穿刺对治疗方案的指导意义不大，因此可以不做肾穿刺，但对病情突然加重，或治疗效果不好，或诊断不明的，需要做肾穿刺，以明确原因。所以，肾病综合征患者要积极配合医生治疗。

哪些检查可以诊断为原发性肾病综合征？

小儿原发性肾病综合征是一种常见的儿科肾脏疾病，是由于多种病因造成肾小球基底膜通透性增高，大量蛋白从尿中丢失的临床综合征。主要特点是大量蛋白尿、低白蛋白血症、严重水肿和高胆固醇血症。根据其临床表现分为单纯性肾病、肾炎性肾病和先天性肾病三种类型。在5 岁以下小儿，肾病综合征的病理类型多为微小病变型，而年长儿的病理类型以非微小病变型（包括系膜增生性肾炎、局灶节段性硬化等）居多。肾病综合征按病因可分为原发性、继发性及先天性三种，原发性肾病综合征占 90%。

除可确认肾病综合征的血液检查和尿液检查外，我们要做的是以下的项目检查，主要有实验室中的血清免疫学检查检测抗核抗体、抗双链DNA 抗体、抗 Sm 抗体、抗 RNP 抗体、抗组蛋白抗体、乙肝病毒标志物以及类风湿因子、循环免疫复合物等，以区别原发性与继发性肾病综合征。

哪些检查提示为继发性肾病综合征？

继发性的肾病综合征，其发病往往因呼吸道感染、过敏反应等而触发继发性肾病，病因则主要有感染、药物、中毒等或继发于肿瘤、遗传及代谢疾病以及全身性系统性疾病之后。

（1）感染：各种细菌（链球菌感染后肾炎、葡萄球菌感染后肾炎等），病毒（HBV 相关性肾炎 HIV 相关性肾炎、HCV 相关性肾炎），寄生虫（疟疾、血吸虫、丝虫），支原体，梅毒，麻风等。

（2）药物、中毒、过敏：药物有青霉胺、二醋吗啡（海洛因）、非甾体类抗炎药、丙磺舒卡托普利（巯甲丙脯酸）、三甲双酮、甲妥因、高氯酸盐、抗蛇毒素、造影剂等；中毒及过敏因素则有金属、有机物、蜂蜇、蛇毒、花粉、血清与预防接种等。

（3）全身性系统性疾病：包括系统性红斑狼疮、过敏性疱疹性皮炎、淀粉样变性、类肉瘤病、类风湿性关节炎与混合性结缔组织病等。

（4）肿瘤：恶性肿瘤特别是淋巴细胞恶性肿瘤易诱发肾病综合征，包括霍奇金病、非霍奇金淋巴瘤白血病、Wilm 瘤、黑色素瘤、多发性骨髓瘤与肺透明细胞癌等。

（5）遗传性疾病： Alport 综合征、指甲－髌骨综合征、Fabry 病、镰状红细胞贫血、胱氨酸病、Jenue 综合征与抗胰蛋白酶缺乏等。

（6）代谢及内分泌疾病：糖尿病、桥本甲状腺炎与淀粉样变性等。

（7）其他：高血压、恶性肾小球硬化、肾移植慢性排斥反应等。

针对以上发病病因，行相关检查，确诊原发病症，明确是否为继发性肾病综合征。

筛查并发症需要做哪些检查?

（1）与感染相关的检查：肾病综合征患者对感染抵抗力下降的原因最主要是：①尿中丢失大量 IgG。② B 因子（补体的替代途径成分）的缺乏导致对细菌免疫调理作用缺陷。③营养不良时，机体非特异性免疫应答能力减弱，造成机体免疫功能受损。④转铁蛋白和锌大量从尿中丢失。转铁蛋白为维持正常淋巴细胞功能所必需，锌离子浓度与胸腺素合成有关。⑤局部因素。胸腔积液、腹水、皮肤高度水肿引起的皮肤破裂和严重水肿使局部体液因子稀释、防御功能减弱，均为肾病综合征患者的易感因素。细菌感染曾是肾病综合征患者的主要死因之一。临床上常见的感染有原发性腹膜炎、蜂窝织炎、呼吸道感染和泌尿道感染。一旦感染诊断成立，应立即予以治疗。

（2）高凝状态和静脉血栓形成：肾病综合征存在高凝状态，主要是由于血中凝血因子的改变，包括Ⅸ、Ⅺ因子下降，Ⅴ、Ⅷ、Ⅹ因子、纤维蛋白原、β- 血栓球蛋白和血小板水平增加；血小板的黏附和凝集力增强；抗凝血酶Ⅲ和抗纤溶酶活力降低。因此，促凝集和促凝血因子的增高，抗凝集和抗凝血因子的下降及纤维蛋白溶解机制的损害，是肾病综合征产生高凝状态的原因。明确肾静脉血栓诊断需做肾静脉造影。超声、CT、MRI 等无创伤性检查也有助于诊断。

（3）肾小管功能减退：肾病综合征的肾小管功能减退，以儿童多见。其机制是肾小管对滤过蛋白的大量重吸收，使肾小管上皮细胞受到损害。常表现为糖尿、氨基酸尿、高磷酸盐尿、肾小管性失钾和高氯性酸中毒，凡出现多种肾小管功能缺陷者常提示预后不良。

（4）骨和钙代谢异常：肾病综合征时血循环中的 VitD 结合蛋白（Mw65000）和 VitD 复合物从尿中丢失，使血中 $1,25(OH)_2VitD_3$ 水平下降，致使肠道钙吸收不良和骨质对 PTH 耐受，因而肾病综合征常表现有低钙血症，有时发生骨质软化和甲旁亢所致的纤维囊性骨炎。在肾病综合征进展的肾衰所并发的骨营养不良，一般较非肾病所致的尿毒症更为严重。

（5）内分泌及代谢异常：肾病综合征尿中丢失甲状腺结合蛋白（TBG）和皮质激素结合蛋白（CBG）。临床上甲状腺功能可正常，但血清 TBG 和 T_3 常下降，游离 T_3 和 T_4、TSH 水平正常。由于血中 CBG 和 17 羟皮质醇都减低，游离和结合皮质醇比值可改变，组织对药理剂量的皮质醇反应也不同于正常。由于铜蓝蛋白 (Mw151000)、转铁蛋白 (Mw80000) 和白蛋白从尿中丢失，肾病综合征常有血清铜、铁和锌浓度下降。锌缺乏可引起味觉障碍、伤口难愈及细胞介导免疫受损等。持续转铁蛋白减少可引起临床上对铁剂治疗有抵抗性的小细胞低色素性贫血。

影像学检查在诊断中有什么作用？

（1）B 超检查：测定肾脏体积大小、检测肾脏形态、判断损害程度；检测结石及积水，超声检查对泌尿系统结石的检查意义较大，可以判断泌尿系统积水的部位及程度；检查肿物可以比较清晰地分辨囊性及实性肿物，对肾囊肿、多囊肾、肾输尿管及膀胱肿瘤的诊断具有重要价值；肾脏附近血管的检查可以发现肾静脉栓塞、肾动脉狭窄、"胡桃夹现象"等。

（2）静脉肾盂造影 (IVP)：静脉注入碘造影剂后摄片，可粗略了解肾和输尿管的功能和集合系统的形态。凡疑有肾、输尿管、膀胱病变，或不能解释的泌尿系统症状时，均可作 IVP 检查。

（3）血管造影：主要检查肾血管病变及肾占位病变，对肾动脉狭窄、动脉瘤、血管畸形及肾脏恶性肿瘤的诊断具有重要价值。必要时还可以进行介入治疗，如扩张狭窄的肾动脉、安装血管支架、栓塞肿瘤的血管等。

（4）肾脏 CT、MRI 检查：主要用于肾脏囊肿及实质性肿物的诊断，也用于观察肾脏的大小、形态变化，对肾周围组织及肾血管的病变诊断也有重要的价值，但对弥漫性肾脏病变如慢性肾小球肾炎等则没有诊断价值。

健康中国·名家科普

普通体检能检查出肾病综合征吗？

肾病综合征是一种日益频发的肾脏疾病，目前社会上，无论是家庭还是学校，十分重视体检的重要性，因此，是否患有肾病综合征是可以被早期发现的。

肾病综合征是一种因多种原因引起，导致肾小球基膜通透性增加，表现为"三高一低"的一组临床症候群。因此检查标准可从其表现的基本症状入手来判定。

（1）高度水肿：大多肾病综合征患儿晨起后会发现眼睑、下肢出现水肿的情况，严重者甚至会蔓延全身，部分患者有胸水、腹水并伴少尿的症状。这是因为低蛋白血症所引起的。

（2）大量蛋白尿：部分患者表现为尿中泡沫增多，大多患者需要经过检查才能得知。一般正常人的蛋白尿为小于 150mg，而肾病综合征患者含量会大于 50mg／（kg·d），这是因为肾小球的滤过膜和肾小管的重吸收作用的影响。

（3）高脂血症：即部分患者会出现三酰甘油、胆固醇明显增加，极低密度脂蛋白、低密度脂蛋白水平升高。这是和肾小球硬化存在关系的。

（4）低蛋白血症：免疫力下降的患儿，容易发生感冒和其他感染性疾病，从而引起一系列并发症。这也是肾病综合征最主要的早期症状。这是因为患者对白蛋白的合成增加，其摄入量和代偿量不符的原因。

（5）其他：一天中蛋白尿的总量超过 50mg／（kg·d），病程越长，其表现的营养不良症状越明显，常出现贫血，乏力，毛发稀疏、枯黄，肤色苍白等，儿童患者则会影响其正常的生长发育，因此普通体检亦可早期发现问题。

哪些疾病容易与肾病综合征混淆，如何鉴别诊断？

（1）系统性红斑狼疮：依据多系统受损的临床表现和免疫学检查可检出多种自身抗体。诊断标准为：①颧部红斑；②盘状红斑；③光过敏；④口腔溃疡；⑤关节炎；⑥浆膜炎；⑦肾病变（蛋白尿 >0.5g/d）；⑧神经系统病变；⑨血液系统异常；⑩免疫学异常；⑪抗核抗体阳性。其中有 4 项及以上阳性，可诊断为系统性红斑狼疮。某些红斑狼疮主要表现是肾病综合征，而体温、皮肤及关节炎特点不一定存在，尤其是年轻女性必须鉴别。狼疮性肾炎病人狼疮细胞及抗 DNA 抗核因子阳性，血清补体，尤其 C3 水平降低，易伴有心脏改变及胸膜反应，对难鉴别者作肾活检有助于判别。

（2）过敏性紫癜肾炎：好发于青少年，有典型的皮肤紫癜，可伴关节痛、腹痛及黑便，多在皮疹出现后 1～4 周左右出现血尿和（或）蛋白尿，典型皮疹有助于鉴别诊断。

（3）急性肾炎：其特点是急性起病，患者出现血尿、蛋白尿、水肿、高血压，初期血清 C3 及补体下降，患者血清抗链球菌溶血素"O"滴度可升高，并可伴一过性氮质血症，多见于链球菌感染后。

（4）乙型肝炎相关性肾炎：多见于儿童及青少年，以蛋白尿和肾病综合征为主要临床表现。其多有：①血清 HBV 抗原阳性；②患肾小球肾炎，并可除外狼疮肾炎等继发性肾小球肾炎；③肾活检切片中可找到 HBV 抗原。

第 5 章

肾病综合征的治疗方法 ······

肾病综合征的一般治疗原则是什么？

肾病综合征不同个体预后差异很大，但对于原发性肾病综合征，应遵循以下治疗原则：

（1）一般治疗：肾病综合征患者应注意休息，避免劳累和预防感染。急性期需限制活动量，不主张全天卧床；病情稳定时适当活动防止静脉血栓形成，但不可参加剧烈运动。水肿明显患者应适当限制水钠摄入，多数学者认为肾病综合征患者摄入高蛋白饮食会增加肾小球高滤过，可加重蛋白尿、促进肾脏病变，故主张低盐、优质低蛋白、低脂饮食，严重病例钠盐限制于 60 ～ 120mg/kg，优质低蛋白摄入 1.0 ～ 1.5g/（kg·d），随着肾病的病情加重对蛋白控制摄入量需逐渐减少的。

（2）对症治疗：①利尿消肿。对肾病综合征患者利尿治疗的原则是不宜过快过猛，以免造成血容量不足，加重血液高凝倾向，诱发血栓、栓塞并发症。②减轻尿蛋白。减轻尿蛋白可有效延缓肾功能恶化，可使用血管紧张素转换酶抑制剂（ACEI）或血管紧张素 II 受体拮抗剂（ARB），除可有效控制高血压，还可通过降低肾小球内压和直接影响肾小球基底膜对大分子的通透性，减少尿蛋白。

（3）抗凝治疗：肾病综合征患者由于凝血因子的改变及激素的使用，常处于高凝状态，有较高的血栓形成风险，尤其血浆白蛋白 < 20g/L 时应立即开始抗凝。在抗凝的同时可以辅助抗血小板治疗，抗凝及溶栓治疗时均应避免药物过量导致出血。

（4）免疫抑制治疗：糖皮质激素是肾病综合征的首选治疗方案，需足量、足疗程、耐心使用激素，如疗效不佳时根据不同的病情选用二线免疫抑制剂，应在专科医生指导下选择治疗药物及疗程。在应用激素时应常规补充钙剂并注意其不良反应。

（5）并发症防治：肾病综合征患者并发症是影响预后的重要因素，应重点防治感染。另外，要防治急性肾衰竭、蛋白质和脂肪代谢紊乱。

综上所述，在肾病综合征发病过程中，应该针对不同的个体采取规范的治疗原则，使之作用于不同的发病环节，这样有助于提高疗效、促进康复。

常用哪些激素治疗？

我们通常所谓的激素类药物，就是以人体或动物激素（包括与激素结构、作用原理相同的有机物）为有效成分的药物，大致可以分为糖皮质激素、去甲肾上腺激素、孕激素、雌激素、雄激素等几类。其中糖皮质激素具有抗炎、抗免疫、抗毒素、抗休克的作用，临床应用广泛。糖皮质激素类药物根据血浆半衰期长短可分为短、中、长效三类。常用的短效类激素药物包括氢化可的松、可的松。中效类激素药物包括泼尼松、泼尼松龙、甲基泼尼松龙。长效类激素药物包括地塞米松、倍他米松等。

　　肾病综合征大多与免疫系统紊乱有关。所以，治疗这类疾病国内外首选药物都是糖皮质激素，也就是常说的"激素"。一般选用中效类激素药物甲基泼尼松、泼尼松、泼尼松龙。泼尼松需在肝脏还原后起作用，故肝功能不全时应使用甲基泼尼松，临床使用过程中需等效剂量转换，如泼尼松 5mg = 甲基泼尼松 4mg。

如何选择激素类型？

　　糖皮质激素有内用片剂、针剂和外用膏剂、吸入剂等几种剂型。无论剂型怎样，都可以计算出等效剂量，等效剂量的糖皮质激素，具有相同的抗炎、免疫抑制作用。例如病人每日口服泼尼松 30mg，若改为甲强龙静脉注射，根据等效剂量计算，应为 24mg。

　　中效类激素用于抗炎治疗，下丘脑－垂体－肾上腺皮质轴（HPA）轴抑制作用相对较弱。如甲泼尼龙，糖／盐作用比较好，长期服用疗效稳定，适用于所有患者包括肝功能不全患者。泼尼松，糖／盐作用比次之，可长期服用。甲泼尼龙与泼尼松龙相比，脂溶性增加，代谢降低，使其分布容积更大，具有更好的组织穿透性。长效激素生物半衰期长，抗炎治疗强度高，但 HPA 轴抑制作用长而强，不宜长期使用。

　　就肾病综合征而言，各国专家指南推荐糖皮质激素药物选择：采用中效制剂，口服中效制剂隔日疗法可减轻对生长的抑制等不良反应，避免使用长效制剂（如地塞米松）；给药剂量：足量（大剂量激素，GR 占有率100%）；给药疗程：足疗程（中长程＋拖尾）；给药频率：分次服用、晨一次性服药或隔日晨一次性服药；给药时间：分次服用（上午 8 点和下午 4 点）、一次性服药（上午 8 点）或隔日服药（上午 8 点）；撤药指征：

病情是否稳定与是否出现撤药综合征。

激素类药物的用法、用量？

原发性肾病综合征一旦确诊，应尽早使用糖皮质激素治疗，标准疗法应强调"首始量足，减量要缓，维持要长"，主要分三个阶段：

（1）诱导缓解阶段：儿童用量为足量泼尼松 2mg/（kg·d）（按身高的标准体重），最大剂量 60mg/d，分次口服，尿蛋白阴转后巩固 2 周，一般足量不少于 4 周；或者按 KIDGO 方案：泼尼松 2mg/（kg·d）分次口服至尿蛋白转阴，改原剂量顿服共 6 周。成人泼尼松剂量为 1mg/（kg·d）[个别患者必要时 1.5mg/（kg·d）]，最大剂量 60mg/d，晨起顿服，口服 8 周，必要时可延至 12 周。如果患者肝功能减退，则改用相等剂量的泼尼松龙治疗。在服用激素的过程中，尽可能跟自身分泌激素的规律相吻合，这样能减少口服激素对肾上腺皮质轴的抑制，减轻副作用。

（2）巩固治疗阶段：糖皮质激素诱导治疗阶段结束后，便应进行激素减量。儿童减量方法建议采用 2001 年版中华医学会儿科学分会肾脏病学组制定的激素诱导方案，以原足量两天量的 1/2 量，隔日晨起顿服 4 周或 KIDGO 方案：隔日晨起顿服泼尼松 1.5mg/kg 共 6 周，然后逐渐减量，每 2～4 周减 2.5～5mg（建议 > 30mg 每 2 周减 5mg，30～15mg 每 4 周减 5mg，< 15mg 每 4 周减 2.5mg）。成人具体方法为每 1～2 周减少原激素剂量的 10%，一般每周递减泼尼松 5mg。当激素减量至小剂量 [泼尼松成人 0.5mg/（kg·d）]时，应更加缓慢一些，可考虑改变激素使用方法，将糖皮质激素的 2 日药量合并隔日清晨顿服。

（3）维持治疗阶段：经过减量阶段后，应依据患者的实际情况做维持治疗。

就儿童而言，减至隔日 0.5～0.25mg/kg 水平选择一定维持缓解的剂量，维持 1～1.5 年至停药。对于频繁复发与激素依赖的 NS 可考虑减至隔日晨顿服 0.5～1mg/kg 时维持 3 个月（中剂量维持阶段，一般隔日晨顿服 0.75mg/kg，通常剂量学龄期为隔日 15mg，学龄前期 10mg），以后减量同上。

就成人而言，糖皮质激素用量为 0.2mg/（kg·d）视病情变化再酌量维持一段时间后逐渐减量至停药。①若是对糖皮质激素治疗敏感、肾病综合征迅速缓解的患者，可迅速按上述方法减量至激素的维持量，维持 4 个月或更长时间，然后缓慢减量，直到停药；②若是首始治疗阶段结束后肾病综合征仅获得部分缓解的患者，在以小剂量激素治疗 8 个月或更长时间后，如果患者肾病综合征获得完全缓解，则再以缓解时剂量服用 4 周后，再按缓慢规则减至维持量，然后缓慢减量直至停用；③对糖皮质激素治疗无效的患者，则迅速减量后，不作维持治疗而迅速停药，并进行肾脏病理检查以明确诊断。

值得提醒患者注意的是，患者或家长切不可擅自决定激素治疗的疗程或剂量，即使你已"久病成医"。

激素治疗后有哪些不良反应？

激素长期大量的使用产生的不良反应给患者带来很多痛苦，其不良反应主要包括以下 8 个方面：

（1）感染：感染是最常见的不良反应，其可贯穿肾病综合征的始终，大部分以呼吸道感染为主，由于长期使用激素可降低患者的免疫抵抗力，故使感染的可能性增加，肾病综合征的复发率也相应增高。

（2）糖、蛋白质及脂肪代谢异常：长期应用可致血糖升高，甚至出现糖尿病，蛋白质分解增多，脂肪重新分布而出现向心性肥胖（"满月脸、水牛背、悬垂腹"等表现）。还可抑制生长素的分泌而导致生长缓慢，易疲劳及伤口愈合困难。

（3）消化系统反应：可使胃酸、胃蛋白酶分泌增加（导致患者食欲增强），抑制胃黏液分泌，故可诱发胃及十二指肠溃疡，严重可致消化道出血、穿孔。

（4）心血管反应：可引起高血压及动脉硬化。

（5）皮肤：多毛、紫纹及皮肤变脆较为多见，青春期患儿还可见痤疮。

（6）精神行为：患者常常出现精神亢奋，易激惹，还可出现焦虑、抑郁等情感障碍。

（7）眼：长期应用可引起眼压增高，导致青光眼、白内障等发生。

（8）急性肾上腺皮质功能不全：随着长期服用外源性糖皮质激素导致本身肾上腺皮质的抑制，进而引起自身激素的分泌量减少，突然停药后，皮质不能分泌足量的激素供机体需要，特别是在应激状态下更易发生此病，临床上常表现为突然发生头痛、恶心、呕吐，甚至休克、低血糖昏迷等症状，有时可危及生命，所以禁止擅自将激素加减或停药。

综上，合理有效的应用激素能够使肾病综合征患者获得有效的缓解，也可明显减轻长期使用带来的不良反应。

如何避免激素的反跳反应？

肾病综合征使用激素治疗是一个长期的过程，若肾病综合征的症状已基本控制，但患者在治疗期间突然停药，或停药太快，原来症状复发并加剧，则为反跳反应。这并非肾上腺皮质功能不全的表现，而是因患者对激素药产生了依赖性，长期使用激素后，机体内受体对内源性配体的敏感性降低或受体数目已反馈性增加，在撤停药物后受体对内源性配体的反应性突然增大。

需要注意激素减药剂量或停用激素是有严格指征的，要根据不同情况，如激素的种类、剂量的大小、应用时间的长短及减药过程中出现的反应来决定。预防停药发生"反跳反应"，防治措施为：

（1）当准备停用激素时，应采取逐渐减量的方法；

（2）在需要更换药物时，可先在激素基础上加用其他免疫抑制剂，逐渐将激素减量直至停用；

（3）一旦发生反跳现象，可恢复原有的激素用量，待症状完全控制后，再缓慢减量，逐步安全、合理地停药。

利尿剂有哪些类型，治疗肾病综合征的意义？

利尿剂泛指一类通过增加尿液溶质及水分排出而减少细胞外液的药物，其通过影响肾小球滤过、肾小管重吸收和分泌等功能实现利尿作用。

利尿剂根据作用机制、作用部位、化学结构等常分为以下几类：

（1）噻嗪类：常用药物有氢氯噻嗪。其主要作用在肾脏的远曲小管，抑制钠的重吸收，这样钠被排出去时，水也就跟着排出去了。常见的并发症是低钾低钠血症、低血压。

（2）袢利尿剂：常用药物有呋塞米、托拉塞米。其作用在髓袢，通过抑制钠的重吸收而利尿。常见的并发症是低钠血症及低钾、低氯血症性碱中毒、胃肠道不适、低血压，还有个很重要的不良反应，即耳毒性。

（3）保钾利尿剂：大部分的利尿剂都排钾，只有几种利尿剂是保钾的，最常用的就是螺内酯。常见并发症是高钾血症。

（4）渗透性利尿剂：其作用机理是有渗透压的晶体到达肾脏把水分带出体外。常用的药有甘露醇、右旋糖酐 40（低分子右旋糖酐）或淀粉代血浆（760 代血浆）。此类药物往往会诱发"渗透性肾病"，导致急性肾损伤（形成管型，阻塞肾小管；高渗则导致肾小管上皮细胞损伤）。肾病综合征患者应慎用，甚至禁用。

（5）血浆白蛋白：不属于传统意义上的利尿剂，对于低血容量引起的少尿有很好的利尿作用。输液后给予袢利尿剂可增强利尿效果，但不应将血浆白蛋白作为营养品及利尿药而频繁使用。输入后 24 ～ 48 小时内全部由尿液排出体外。由此增加了肾小球滤过及近曲小管蛋白重吸收的负担。只可考虑短期、间断、少量地运用白蛋白，协助尿液的排出。

肾病综合征患者临床常以浮肿、尿少起病，随着病情的发展，不但人体表面水肿，在人体内部也会出现水肿，甚至在胸腔、腹腔、心包腔内出现积水。为了缓解症状，饮食上以限制钠盐为主，药物治疗常需要使用利尿剂。

什么情况下需要服用利尿剂？

肾病综合征是以大量蛋白尿、低蛋白血症、高度水肿、高脂血症为表现的一组症候群。低白蛋白血症引起血浆胶体渗透压下降，水自血液进入组织间隙，是引起肾病综合征水肿的重要原因。

对于激素治疗敏感的肾病综合征患者，激素治疗起效后水肿会消退，这种情况下无需使用利尿剂，或可仅短时间内使用。而对于难治性的肾病综合征，蛋白尿在短期内难以缓解，患者水肿长期存在，有效循环血容量正常或增加，临床常使用利尿剂缓解症状。

部分肾病综合征患者由于有效循环血容量不足，肾素-血管紧张素-醛固酮系统（RAAS）激活，抗利尿激素分泌增加，肾小管对水钠重吸收增加，可进一步加重水肿。但也有部分肾病综合征患者由于肾脏疾病本身导致水钠潴留，血容量并不减少甚至增加。因此，在用利尿剂消肿对症治疗前，应该认真评估一下患者的血容量状态，根据患者的有效循环血容量状态和水肿特点，合理使用利尿剂。

哪些情况下不建议服用利尿剂？

对于激素治疗敏感的肾病综合征患者，因激素起效后水肿会消退，故不建议因追求消肿将利尿剂作为首选治疗药物。对于难治性肾病综合征水肿患者，若有效血容量不足，则不建议单一使用利尿剂。此时需同时输注胶体液扩容，袢利尿剂才能发挥良好效果，这是因为有效血容量不足时，袢利尿剂到达肾小管作用位点的数量减少，从而削弱其利尿疗效，扩容能使这一情况改善。

临床使用利尿剂常会出现一些不良反应，常见的如水、电解质紊乱，低钾血症、低血氯性碱中毒、高尿酸钙症等。使用期间应定期查血电解质，以免造成电解质紊乱。如袢利尿剂长期使用，再加上患者常低盐饮食，易造成低钠、低钾血症，临床一旦发现低钠、低钾血症，应立即停用利尿剂或选用保钾利尿剂等，并在医生的指导下进行纠正。对于长期浮肿尿少的患者利尿剂应间歇使用，并密切监测血电解质。使用利尿剂时要特别注意有无药物毒性症状的发生以及血压、脉搏、体重等方面的变化；少部分患者还有发生急性肾损伤的可能。再者，由于肾病综合征病人的血容量本就已减少，利尿剂的使用还会进一步减少血容量，所以大量使用利尿剂时，要时刻注意监测有无血容量不足的症状出现，比如体位性低血压而致的头晕、心慌、体重减轻、皮肤弹性下降等。

经常规剂量利尿剂治疗无效的肾病综合征水肿患者，切不可过度过量使用，可以选择其他诊疗方案，如短期应用血液净化治疗来超滤脱水消肿。

利尿剂的用法、用量？

肾病综合征患者利尿剂的使用需根据患者不同的临床特点和水肿程度，采用个体化利尿治疗方案。

对于激素治疗敏感的肾病综合征患者，通常无需利尿剂，必要时可给予口服复方阿米洛利片或呋塞米片。当尿量明显增多后，要尽快停用，避免导致水、电解质紊乱。

对于难治性肾病综合征患者，可使用袢利尿剂静脉注射给药（呋塞米或托拉塞米 20 ～ 40mg/ 次，托拉塞米利尿作用强于呋塞米），从小量开始，无效时渐加量，日剂量常用达 80 ～ 120mg，最好不超过 200mg。对单用袢利尿剂静脉注射效果不佳的患者，可考虑联合使用袢利尿剂和噻嗪类利尿剂，如伴低钾血症，联合使用保钾利尿剂。如果肾病综合征患者有严重的低白蛋白血症（白蛋白＜ 20g/L），且有效循环血容量不足，常规利尿治疗无效，则建议采用白蛋白（10 ～ 20g）静脉滴注后，静脉注射袢利尿剂（呋塞米或托拉塞米 40mg/ 次）。对于顽固性肾病性水肿患者，可加大袢利尿剂的剂量（呋塞米或托拉塞米 80～120mg/d）。

对药物治疗疗效不佳的患者，一定要认真检查其限盐顺从性。利尿效果良好的患者，又必须注意不能利尿过度，应该提倡肾病综合征患者在利尿消肿阶段，每天清晨称体重，最佳的利尿效果是每日体重减少 0.5～1.0 公斤。对肾病综合征患者利尿治疗的原则是不宜过快过猛，以免诱发水、电解质及酸碱平衡紊乱，或造成血容量不足，加重血液高凝倾向，诱发血栓、栓塞并发症。

什么是免疫抑制剂，有哪些类型？

在肾病综合征治疗中常常会用到一类药，叫做"免疫抑制剂"。顾名思义，免疫抑制剂可以降低人体免疫力，抑制与免疫反应有关细胞（T 细胞和 B 细胞等巨噬细胞）的增殖和功能，降低抗体免疫反应。正常情况下，身体的免疫功能是维持在平衡状态。免疫力不是越高越好，免疫力过强会造成机体损伤，免疫力太弱则容易受到外界有害物质的侵害。而免疫功能激活后如果没有得到及时的控制，就会产生免疫炎症反应，使身体的组织、器官发炎受损。最常受损伤的器官是就是肾脏。所以为了控制过激的免疫反应，减少炎症，减轻器官损伤，我们需要用到免疫抑制剂。

关于免疫抑制剂的分类，不同的分类方法类型各不相同，具体如下：

（1）根据生物特性可分为非生物制剂和生物制剂

①非生物性制剂

A 免疫亲合素 (Immunophilin) 结合类

● 神经钙蛋白 (calcineurin) 抑制剂：环孢素 A(CsA)、FK506；

● 雷帕霉素靶蛋白 (targetofrapamycin，TOR) 抑制剂：雷帕霉素及类似药物。

B 抑制细胞分裂／核酸代谢

● 非选择细胞毒药物：硫唑嘌呤 (azathioprine，Aza)、环磷酰胺 (CTX)；

● 淋巴细胞选择性：霉酚酸酯 (Mycophe-nolatemofetil，MMF)、咪唑立宾 (mizoribine)、来氟米特 (leflunomide)。

C 自然物质 (naturalsubstance)

● 皮质激素类；

● 雷公藤内酯醇 (triptolide)。

D 虫草提取物 FTY720

②生物性制剂

A 抗体类

● 多克隆抗淋巴细胞：抗淋巴细胞球蛋白 (ALG)、抗胸腺球蛋白 (ATG)；

● 鼠单抗：Anti-CD3(OKT3)、Anti-CD4(OKT4)、Anti-LFA、Anti-ICAM；

● 人体化单抗：Anti-IL-2Rαchain。

B 融合蛋白质 (fusionproteins)

● 球蛋白类：CTLA4Ig；

● 毒素类：IL-2toxin。

C 细胞因子及其受体 IL-10、IL-4、TGF-β、IFN-γ、IFN-γ 受体。

（2）根据作用机制可分为五类

①细胞因子合成抑制剂：CsA、FK506。

②细胞因子作用抑制剂：雷帕霉素。

③ DNA 或 RNA 合成抑制剂：MZ、RS61443、BQR，可能还有 leflunomide。

④细胞成熟抑制剂：脱氧精胍素(deoxysper–gualin，DSG) 等。

⑤非特异性抑制细胞生长诱导剂：SKF105685。

（3）免疫抑制剂按代分类

第 1 代：以皮质激素、硫唑嘌呤、抗淋巴细胞球蛋白(ALG)为代表，主要作用为溶解免疫活性细胞，阻断细胞的分化，其特点为非特异性、广泛的免疫抑制。

第 2 代：以 CsA 和 FK506 为代表，主要阻断免疫活性细胞 IL12 产生的环节，其特点为具有相对特异性。

第 3 代：以单克隆抗体、雷帕霉素、霉酚酸脂为代表，其作用于抗原递呈和分子间的相互作用，与第 2 代制剂有协同作用。

第 4 代：以抗 IL12 受体单克隆抗体、FTY20 等为代表，主要针对改变 cytokine 环境，如抑制 Th_1，增强 Th_2。

哪种类型肾病综合征需要服用免疫抑制剂？

对激素治疗有效但病情易频繁复发，或激素耐药，或激素依赖以及出现严重激素不良反应（糖尿病、白内障、青光眼等）的患者，选择免疫抑制剂时除应注意适应证外，要尽量结合临床和病理，特别注意药物的禁忌证和不良反应，以期达到良好疗效。

　　常用的免疫抑制剂有环磷酰胺、吗替麦考酚酯、他克莫司、环孢素A 及雷公藤多苷片等。这类药物原先是作为抗肿瘤和抗器官移植排斥反应的药物，称为"免疫抑制剂"。后来的研究发现这类药也可以作为其他免疫性疾病来治疗，如某些肾脏病，因此，难治性肾病综合征患者应用免疫抑制剂药物时大可不必惊慌与担忧。

　　免疫抑制剂种类那么多，该如何选择？这个问题相对复杂，要根据不同的患者、不同的病情来选择最适合的。免疫抑制剂没有好与差的分别，比如出现激素耐药，通过细胞亚群检查，发现 CD8 细胞值比较高，那么选择环磷酰胺效果会更加理想；检查 CD4 高，或者他克莫司的基因型是 33 型，这时候就建议选择他克莫司。总而言之，就是要根据不同的患者采取不同的方案。

　　免疫抑制剂是单独使用还是多种药物联合使用？总体的治疗原则是：如果一种药物能解决问题，就单独使用，如果这种药物过了起效的时间窗还没有效果，就要两种甚至三种药物一起使用。所谓药物时间窗，其实就是药物起效的时间，每个药物起效的时间对每个患者是不一样的。比如他克莫司对大多数患者是 3 个月内，也就是说患者用了他克莫司以后要观察 3 个月，不能刚刚用他克莫司 1 ～ 2 周没效果就换药，可能是药物起效的时间窗没到，3 个月以后如果没有效果才会考虑加用其他的免疫抑制剂。

什么是细胞毒药物，常用类型有哪些？

细胞毒药物是一类可有效杀伤免疫细胞并抑制其增殖的药物。临床研究表明细胞毒药物与激素合用可提高疗效，减少激素类药物的用量。但细胞毒药物的不良反应也不容忽视，比如白细胞减少、脱发、感染以及恶心、呕吐，生殖系统的抑制（停经、不育），远期的致癌作用等。常用的细胞毒药物有环磷酰胺、氮芥和硫唑嘌呤等。

细胞毒药物主要分为选择性和非选择性细胞毒药物两大类。

（1）非选择细胞毒代表药物有硫唑嘌呤（Aza）和环磷酰胺（CTX）。

①硫唑嘌呤或 6- 硫鸟嘌呤（6-TG）主要抑制 DNA、RNA 和蛋白质合成，抑制次黄嘌呤核苷酸的合成。本类药物能抑制细胞免疫和体液免疫反应，对 T 细胞的抑制较明显，但不抑制巨噬细胞的吞噬功能。

②环磷酰胺有助于延长缓解期及减少复发，主要用于激素敏感的复发病例，能延长缓解期并减轻对激素的依赖，减少肾病复发；可改善激素耐药者对激素的效应。对微小病变中激素耐药者，经用 CTX 后部分可恢复激素敏感，对于激素维持量期内即有复发者效果较差。主要作用于细胞周期 DNA 合成后期的有丝分裂，通过影响 DNA 的合成发挥细胞毒作用。对体液免疫的抑制较强，小剂量能抑制 B 细胞增殖；中剂量能抑制 Th(CD4$^+$) 细胞；大剂量能抑制 Ts(CD8$^+$) 细胞且作用持久。有条件时可在使用 CTX 前检查细胞亚群如 CD4 与 CD8，CD8 增高者选择大剂量 CTX 将会获得更理想的治疗效果。

（2）选择细胞毒代表药物有 MMF（吗替麦考酚酯）、Mizoribine（咪唑立宾）、leflunomide（来氟米特）等。

① MMF 因其免疫抑制作用强，不良反应小，正逐步取代 Aza 作为一线药物用于临床。适应证：各型狼疮性肾炎，特别是Ⅳ型；大血管炎及其他自身免疫性疾病。MMF 耐受性好，毒副作用少，对肝功能几乎没影响，故在合并肝功能异常时可首选此药。

②来氟米特是一种有很强的免疫调节和免疫抑制作用的异恶唑类小分子化合物。其独特的作用机制包括：抑制嘧啶的从头合成；抑制酪酸激酶的活性和细胞的黏附；抑制抗体的产生和分泌；抗炎作用。

③咪唑立宾适应于被诊断为频复发型或激素依赖型肾病综合征。

细胞毒药物怎么应用？

（1）硫唑嘌呤或 6- 硫鸟嘌呤（6-TG）

根据不同肾病类型，如为激素耐药型与频繁复发型，先减至原剂量隔日疗法，减量的同时加用 6- 巯基嘌呤，疗程 1 年；如为激素依赖型入院后继用激素，同时加用 6- 巯基嘌呤 2mg/(kg·d)，疗程 1 年，待肾病缓解后，激素逐渐减量，具体方法同激素耐药型与频繁复发型。

用药监测：在使用 6- 巯基嘌呤起初的 3 个月内每周查血常规 2 次，3～6 个月内每周查血常规 1 次，6 个月以后每 2 周查血常规 1 次，如在治疗过程中发现白细胞减少至 $3×10^9$～$4×10^9$/L，或血红蛋白减少至 60～90g/L，或血小板减少至 $50×10^9$～$100×10^9$/L 时，将 6- 巯基嘌呤减至半量，同时加服利血生、鲨肝醇和维生素 B_4，若发现白细胞 $<3×10^9$/L，或血红蛋白 <60g/L，或血小板 $<50×10^9$/L 时，将 6- 巯基嘌呤停用，同时加服利血生、鲨肝醇和维生素 B_4，必要时输成分血。建议在经济许可的状况下选用选择细胞毒药物如霉酚酸酯，尽可能不选用非选择细胞毒药物如硫唑嘌呤或 6- 硫鸟嘌呤；对肾功能损害严重伴明显肾脏慢性病变者则不宜使用硫唑嘌呤或 6- 硫鸟嘌呤，因不仅不能改善此类患者的临床特征和组织病变，而且增高药物不良反应。

（2）环磷酰胺（CTX）

环磷酰胺有大剂量环磷酰胺静脉冲击和口服环磷酰胺两种疗法。口服总体疗效较差。静脉冲击达到累积量后停药，在用药期间要严格掌握总累积量不超过 200mg/kg（建议性腺发育的起动阶段与青春期时总累积量不超过 150mg/kg），以防止远期对性腺的损伤，同时需水化治疗。

（3）吗替麦考酚酯（MMF）

剂量为 20～30mg/（kg·d），分两次口服，维持谷浓度在 2.5～4.0mg/L，诱导期 4～6 个月，建议诱导剂量后每 3～6 个月减少 10mg/(kg·d) 维持治疗，总疗程 24 个月。连续使用 MMF 4 个月无效者可列为 MMF 耐药。MMF 不良反应主要有胃肠道反应和感染，少数患者出现潜在的血液系统骨髓抑制，如贫血、白细胞减少、肝脏损害。

（4）来氟米特

1mg/（kg·d）口服共 3 天，继以 0.4mg/(kg·d) 维持 1 年，治疗原发性难治性肾病综合征有效率为 44.5%，与环磷酰胺组相近。

（5）咪唑立宾（MZR）

① MZR 最初进行 5mg/(kg·d)，每日 1 次顿服，早饭后用药（每天最大量不超过 150mg）。维持至 6 个月开始减量，每 3 个月减 1mg/(kg·d)，减至 3mg/(kg·d) 用药到 1 年 [如需继续维持治疗，每 3 个月减 1mg/(kg·d)，减至 1mg/(kg·d) 用药到 2 年]。

② 5mg/(kg·d) 每日 1 次，早饭后顿服，用药 2 个月后未达完全缓解时，进行 MZR 冲击疗法。

MZR 冲击疗法：

① 10mg/(kg·d)隔日 1 次顿服，早饭后用药（每 2 天最大量不超过 300mg），1 个月后完全缓解则改为 5mg/(kg·d)，每日 1 次顿服。维持至 6 个月开始减量，减量方法同前。

② 10mg/(kg·d)隔日 1 次顿服，1 个月后未达完全缓解，继续冲击 1 个月。

A 完全缓解，改为 5mg/（kg·d），每日 1 次顿服。维持至 6 个月开始减量，减量方法同前。

B 仍然未能完全缓解则停用 MZR。

哪些中药可以治疗肾病综合征？

要了解这个问题首先我们要知道中医如何治疗肾病。中医认为肾病的发病基于内在阳气不足和外在邪气侵犯两方面。阳气可以治水，阳气不足则不能固摄人体的精微物质（如蛋白），肾病的阳气不足则可导致肺脾肾三脏阳气虚损，在外在邪气侵犯（如感冒）后就发病了，而且随着病情的发展，阳气不足会导致风邪、血瘀和湿热，使肾病难治。

那么中医治疗肾病综合征也是根据以上的辨证分型治疗的。一方面调节人体阳气，主要运用如黄芪、参类、白术、山药、扁豆、莲子等补气的中药。现代医学研究证实这些中药对人体的免疫有双向调节作用，可以调节免疫紊乱，减少免疫损伤，与激素单纯的免疫抑制相比，还可以提高某些免疫环节，减少外感的发生。第二是对症治疗湿热，湿热伴随肾病自始至终，特别是用了激素和补气中药的患儿，湿热非常复杂，治疗起来特别难。现代研究证实湿热可能是一种感染和炎症状态，常用的去湿热的药包括薏苡仁、滑石、山栀子、黄柏、黄芩、黄连等。最后一方面活血祛瘀，血瘀会影响脏腑经络气血的运行，所以需要丹参、三七、桃仁、红花、丹皮、赤芍等祛瘀药物。现代医学也认为这些药物具有抗凝作用。

肾病综合征的药物治疗，可以中西医结合，以激素治疗为主，大量激素治疗的同时，应用中药减低激素如兴奋、胃口亢进、汗出太多等的不良反应。中西医治疗肾病综合征，虽然理论不同，但确有共通的地方，比如都可调节免疫，都有抗凝，都有预防治疗感染等作用。

值得注意的是，在实际操作上，由于药材来源的不同，煎煮服用方法的不同，更重要的是医生经验的差别，请到正规肾病中医专科进行诊疗，在用药期间，需查肾功能与肾小管功能，一旦出现异常立即停止服用。

哪些药物不宜或禁止服用？

目前中西医结合治疗肾病综合征已经成为共识。绝大多数肾病综合征患者应用激素时加用一些中成药，可以减轻激素不良反应，巩固疗效，防止复发。但很多地方也确实存在夸大中医疗效的现象，比如一些老中医要求病人停用所有西药，仅仅只服用中药，不可否认，这些人中医功底扎实，确实治愈了某些肾病，但是也有许多疗效并不好，病情长久没有控制，因此正确认识中药的地位特别重要。

有不少人都认为中药最安全，其实许多中药也有不良反应，少数还有严重毒性，特别是中药中一些有利尿、活血化瘀、芳香走窜及一些有剧毒的药物如木通、甘遂、大戟、商陆、蜈蚣、斑蝥、三棱、砒石、雄黄及一些草药偏方等，若使用不当或剂量过大，均会对肾脏造成严重损害。近年来有关中草药引起肾病的报道越来越多，如马兜铃酸肾病。我国的中成药如龙胆泻肝丸、八正合剂等均含有马兜铃酸，患者应用后，可出现肾间质纤维化，部分病人短期内进展到肾功能衰竭、尿毒症阶段。

加用免疫抑制剂的时候可以选择一些中药，但是中药成分比较复杂，建议家长咨询正规肾病专科医生，服用一些对肾脏没有损害或者损害小的中药，服药期间定期监测肾小管和肾脏功能，一旦出现问题及时评估是否与药物相关，及时采取应对措施。

最后提醒广大患者，在使用中药时请尽量找正规的中医院肾脏专科的大夫看病，切不可轻信所谓"祖传秘方"，保证药物服用的正确性与安全性。有些家长听信祖传秘方，盲目用药（有些中药中掺进泼尼松等西药），表面上看尿蛋白减少或症状减轻了，而不考虑后续的治疗，又导致疾病的频繁复发。另外，在辅助使用中药的同时，要避免中药的某些成分加重肾脏损伤。对于过敏体质的患儿，中草药的复杂成分可能会增加孩子过敏的机会，不利于肾病综合征的治疗。

南京军区南京总医院儿童肾病诊疗中心采用中西医结合的治疗方法，在激素或免疫抑制剂等基础上，联合本中心自行研制的中成药治疗，如儿肾 1 号（治疗血尿）、儿肾 2 号（治疗蛋白尿）、儿肾 3 号（保护肾功能）及免疫灵（免疫调节剂）等，此独特的中成药秘方经过几十年来的临床验证，辅助疗效明确，副作用极低，给肾病患儿带来治愈的希望。

哪些类型肾病综合征需要做透析？

美国肾脏病基金会 K/DOQI 指南将慢性肾脏病（CKD）根据肾小球

滤过率(GFR)分为5期。1期肾损害较轻,GFR高于90ml/(min·1.73m²),CKD2、3、4、5期GFR分别低于90、60、30和15ml/(min·1.73m²)。

透析分血液透析和腹膜透析两种,是治疗急慢性肾损伤（以前称作为急慢性肾功能衰竭）的重要方法。当肾病综合征发展到肾功能衰竭时即需要行透析治疗。肾病综合征透析时机应根据原发病、临床表现及经济条件等综合决定,如全身状态恶化明显、不能进食、有严重消化道症状或并发周围神经病变等时,尽管血肌酐未达指标,也应及早开始透析治疗。当出现以下指标时,应行紧急透析:①药物不能控制的高血钾,血清钾>6.5mmol/L;②代谢性酸中毒pH<7.2,血HCO₃⁻<13mmol/L;③水钠潴留、高度水肿、少尿无尿,伴有心力衰竭、肺水肿;④并发尿毒症性心包炎,消化道出血,中枢神经系统症状如神志恍惚、嗜睡、昏迷、抽搐、精神症状等。

一般根据患者的病情、经济条件及医疗设备综合考虑选择透析方式。血透和腹透都无绝对禁忌证。休克或低血压、严重心肌病变导致的肺水肿、心力衰竭;严重心律失常等为血液透析相对禁忌证。各种原因引起腹膜有效面积低于正常50%,腹壁感染,腹腔、盆腔感染,肠造瘘术后有腹部引流者,慢性阻塞性肺病与呼吸功能不全等一般腹透也不作为首选。

什么是洗血,适用于哪些情况?

洗血,又称血液透析（简称血透）,就是将血液引出体外,经流过一个由"半透膜"原理制成的透析器,将血液中多余的水分、电解质与毒素等滤出,同时补充机体缺乏的成分,然后再将净化的血液返回体内的方式。血液透析替代病变的肾脏完成本身所不能完成的水和溶质的清除功能而达到治疗目的。其适应证包括：

（1）急性肾损伤：凡急性肾损伤合并高分解代谢者（每日血尿素氮 BUN 上升 $\geqslant$ 10.7mmol/L，血清肌酐 SCr 上升 $\geqslant$ 176.8μmol/L，血钾上升 1 ～ 2mmol/L，HCO_3^- 下降 $\geqslant$ 2mmol/L）可透析治疗。非高分解代谢者，但符合下述第一项并有任何其他一项者，即可进行透析：①无尿 48h 以上；② BUN $\geqslant$ 21.4mmol/L；③ SCr $\geqslant$ 442μmol/L；④血钾 $\geqslant$ 6.5mmol/L；⑤ CO_2 结合力＜ 15mmol/L；⑥有明显水肿、肺水肿、恶心、呕吐、嗜睡、躁动或意识障碍；⑦误输异型血或其他原因所致溶血、游离血红蛋白＞ 12.4mmol/L。按照 2004 年急性透析质量指导组（ADQI）的 RIFLE 标准，建议在 F 期（或第 3 期）应尽早开始替代治疗（比上述指标要更早些），维护机体内稳态，为多器官功能恢复创造条件，决定患者是否立即开始肾脏替代治疗及选择何种方式，不能单凭某项指标，而应综合考虑。

（2）慢性肾功能衰竭：慢性肾功能衰竭血液透析的时机尚无统一标准，由于医疗及经济条件的限制，我国多数患者血液透析开始较晚。透析指征：①内生肌酐清除率 Ccr＜10ml/min；② BUN ＞ 28.6mmol/L，或 SCr ＞ 707.2μmol/L；③高钾血症；④代谢性酸中毒；⑤口中有尿毒症气味伴食欲丧失和恶心、呕吐等；⑥慢性充血性心力衰竭、肾性高血压或尿毒症性心包炎用一般治疗无效者；⑦出现尿毒症神经系统症状，如性格改变、不安腿综合征等。开始透析时机同样需综合各项指标异常及临床症状来作出决定。

（3）急性药物或毒物中毒：凡能够通过透析膜清除的药物及毒物，即分子量小，不与组织蛋白结合，在体内分布较均匀均可采用透析治疗。应在服毒物后 8 ~ 12h 内进行，病情危重者可不必等待检查结果即可开始透析治疗。

（4）其他疾病：严重水、电解质及酸解平衡紊乱，一般疗法难以奏效而血液透析有可能有效者。

透析可以自己做吗？

我们首先要知道血液透析和腹膜透析的区别。血液透析通过血管造瘘将患者的血液引出体外，利用专门的透析设备、透析用品、透析用水进行治疗，通过借助血透机清除血液中的毒素再将血输回体内；腹膜透析则利用腹膜的重吸收功能，将人体自身的腹膜作为透析膜，在腹腔内放置导管，以后不需要依赖机器。简单来讲，血透需要借助血透机，患者需要每周几次到透析中心利用血透机进行，是不能自己做的。而腹透患者在专业人士的指导下学习操作方法后，可独立在家进行腹膜透析治疗。

决定行腹膜透析的患者，由医生手术置入腹膜透析导管，置管结束术后，腹透开始治疗时，腹膜透析液通过导管灌进腹腔，腹腔内腹膜的一侧是腹膜毛细血管内含有废物和多余水分的血液，另一侧是腹膜透析液，血液里的废物和多余的水分透过腹膜进入腹透液里。一段时间后，把含有废物和多余水分的腹膜透析液从腹腔里放出来，再灌进去新的腹膜透析液，这样不断地循环。

传统腹膜透析每日都要透析三四次，自动腹膜透析每日夜晚在睡眠中执行透析即可，并能减少透析过程中的手工操作，降低腔内污染的概率。

　　腹膜透析可以由自己或家人在家中操作，但首先需在专科医生的指导下熟练掌握腹透的常规操作方法及注意事项，如何测量和记录灌入、引流和超滤量，遇到意外情况该如何处理等。患者病情如有变化，应及时与腹透中心的专科医生联系，接受远程指导。病情稳定也应定期去医院随访复诊。

哪些情况下需要肾移植?

　　腹透、血透和肾移植，是目前末期肾脏替代治疗的三种方法，透析治疗可以缓解病情，但从根本上来讲治标不治本，目前国内外公认的最能改善尿毒症病人生活质量的肾脏替代治疗方式是肾移植。肾移植通过外科手术的方法在尿毒症病人体内移植一个新的功能良好的肾脏，从而使患者恢复代谢产物排泄功能的一种医疗手段。

　　一般来讲，当患有肾功能不全的患者发展到终末期，也就是俗称的尿毒症期，当找到合适的肾源，且与肾源组织配型成功后，如果经详细检查没有肾移植的手术禁忌证，都可以接受肾移植，具体要求如下：

　　（1）患者为慢性肾脏病终末期不可逆转的肾功能衰竭。

　　（2）大多数肾移植中心对移植患者无绝对年龄限制，若患者的身体状况良好，心脏、肺脏及肝脏器官功能正常，血压平稳，精神状态良好，也可考虑作肾移植术。

　　（3）患者没有活动性消化性溃疡；没有全身性的、活动性的感染（如结核、巨细胞病毒等）；没有活动性乙型和丙型病毒性肝炎、肝硬化；没有凝血功能异常；也没有严重的血管病变或者血管畸形；没有恶性肿瘤；没有精神病及急性药瘾。

（4）与肾源的组织配型良好，群体反应性抗体不高于正常的患者（不容易发生排斥反应）。

肾移植是摘除一个肾，再移植一个新肾吗？

肾移植手术是一个较大的手术，并不是单纯的摘除一个肾，再移植一个新肾，且患者的原肾无特殊情况下不作切除。肾移植手术一般将供肾移植在下腹部髂窝的位置，供肾动静脉与临近的大动静脉吻合，供肾输尿管与膀胱吻合。一般在开放血流后的几分钟内即可见到尿液产生并从输尿管排出。

尸肾移植手术一般都是紧急手术，很难预料何时会出现合适肾源。我国目前法律规定只有亲属之间才能进行活体肾移植，亲属活体肾移植可按受者的身体情况择期手术，且供体与受体间的组织相容性好，术后排斥反应概率低。

亲属活体肾移植不管是对受捐者还是捐献者都并非是一个单纯的手术，要充分考虑手术发生排斥反应，甚至移植失败的风险，在术前有很多事情要准备，术后也有很多的事情要处理。捐赠者术前要进行全面体检，保证所取供肾的完整，配型成功后受捐者术前严格排除手术禁忌证，进行术前准备。手术时间一般在 2 小时左右，手术并发症少见。术后 24 小时即可恢复性活动，2 周左右可以切口拆线。对捐献者来说，术后亦存在一定并发症，包括伤口的疼痛、血压的升高等，明显者还将影响生活和工作。更由于捐赠者肾脏储备功能的下降，捐献后不能参加重体力劳动，也要避免熬夜、工作过度劳累等情况。

肾移植患者需要配合哪些治疗方法？

接受肾移植并非一劳永逸，术后还有很多问题值得我们注意，主要有：

（1）排斥：手术后身体的免疫系统会将移植肾作为"敌人"进行攻击，医学上叫做排斥。排斥的危险始终存在，服用的药物会帮助抑制免疫系统以保护移植肾，这些药物叫做免疫抑制剂，要按照医嘱要求服药，不要随意更改剂型和剂量，药物的减量一定要根据医生的医嘱，不能擅自调整药物剂量。

（2）感染：免疫抑制剂的应用会增加感染的机会，因此术后一定要注意隔离，注意房间通风消毒，小心保暖，不要感冒。随着免疫抑制剂剂量的减少，感染的风险将会减小。

（3）高血压：肾移植术后对高血压的治疗非常重要，因为高血压不仅会损害你的移植肾，还会影响你的心脏和血管，增加心脑血管意外的机会。所以术后平稳降压是很重要的。

（4）糖尿病、高胆固醇：在免疫抑制剂的作用下有可能增加糖尿病、高胆固醇的风险，这也是心脑血管意外的危险因素，术后定期检测血糖及血脂变化是必要的，对此必须有一个正确的认识。

正是因为术后有这么多的问题容易发生，所以一定要定期随访，与医生保持密切的联系。如果出现不适，千万不要私自处理，而是应该及时就诊，必要时行移植肾活检，并养成规律的生活方式，注意劳逸结合。术后适当的运动，如散步可以改善心肺功能。

移植肾能存活多少年，受什么因素影响？

活体肾移植具有较好的近期和远期存活率，国外的一项研究资料统计，尸体供肾存活时间为 12.5 年，50% 以上的亲属捐肾存活时间为 19.5 年，目前世界上存活最长的 1 例亲属肾移植已存活了 40 年。

（1）供肾的质量直接影响移植的效果，根据遗传学规律，亲属之间组织相容性好，抗原差异较小，组织配型的适合程度高，术后发生排斥反应概率低，术后免疫抑制剂用量小，移植肾存活时间长。

（2）亲属活体肾术前能对供肾进行全面体检，了解供肾动脉、静脉、肾盂及输尿管有无解剖变异，从而保证所取供肾的完整性。

（3）供肾质量的好坏还取决于热缺血及冷缺血时间的长短。热缺血时间指的是供肾离体后到在 0 ～ 4℃肾保存液灌注前的这一段时间，冷缺血时间是指灌注后到被移植到病人体内的时间。其中热缺血时间尤其重要。就活体移植和尸体供肾相比，活体供肾显著降低了热缺血时间（1 ～ 2 分钟），最大程度地减少了缺血再灌注损伤，保证了良好的供肾质量，使术后移植肾功能早期得到良好恢复。供肾质量好，术后早期肾功能即可恢复正常，发生急性肾小管坏死的可能性极低。因此，亲属活体肾移植由于优良的配型、良好的供肾、较短的等待时间和术后较低剂量的免疫抑制剂，短期及长期疗效均优于尸体供肾。

亲属活体肾移植与尸体肾移植相比哪个更好？

亲属活体肾移植：由于目前供体的短缺，活体肾移植成为很重要的一个提供供体的渠道，在美国，活体肾移植数量占到肾移植总数的 50% 左右，并且取得了很好的效果。而根据我国目前的法规规定，只有亲属之间才能进行活体肾移植。亲属活体肾移植是指在具有密切血缘关系的供受者之间进行的同种异体肾移植，包括父母与子女之间、兄弟姐妹之间作为供者与受者的肾脏移植。配偶之间的肾脏移植是一种特殊类型的活体肾移植，包括妻子捐献供肾给丈夫和丈夫捐献供肾给妻子。

亲属活体肾移植与尸体肾移植相比，具有以下优越性：

（1）避免长期等待：由于目前供体的短缺，等待肾移植患者越来越多，需要等待时间也越来越长。在美国，平均等待时间为 4 年，而在国内，等待时间也逐渐延长至 2 ～ 3 年。在等待肾移植过程中，由于透析不充分可能导致高血压、心脏疾病、贫血和传染丙型病毒性肝炎等传染病，提高手术风险，降低人肾存活率，而很多尿毒症患者在等待中导致各种并发症引起肾移植机会的丧失。而亲属活体肾移植可以择期手术，避免长时间等待，提高手术成功机会。

（2）手术安排便利：活体亲属供肾可按受者的身体情况安排手术时间，不需长期等待而提高治疗费用甚至丧失移植时机。相反，由于很难预料何时会出现合适肾源，尸肾移植都是紧急手术。近几年来国内外已开展经腹腔镜取肾（LDN）及后腹腔镜供肾摘取（RPLN），其具有较好的安全性和有效性。对于供者而言，与开放手术相比，术后疼痛轻，恢复时间短，避免了长的切口瘢痕。

（3）供体与受体间的组织相容性好，术后发生排斥反应概率低，术后免疫抑制剂用量小。由于遗传学的规律，亲属之间人类组织相容性抗原的差异较小，组织配型的适合程度高，因此术后发生排斥反应概率较低，并且应用免疫抑制剂剂量也会偏低。由于良好配型和免疫抑制剂不良反应也会减低，因此会延长移植肾存活时间，国际上和我们移植中心经验均提示活体肾移植具有较好的近期和远期存活率。同时由于免疫抑制剂剂量较低，也可以减轻经济负担。目前世界上存活最长的一例亲属肾移植已存活了 40 年，这是无血缘关系的尸体供肾难以达到的。

（4）增进情感交流：捐献肾脏是一种充满爱心和勇气的行为，在捐献过程中体现爱和互助的精神，会增进捐献者和受者之间的感情，让爱得到升华，让生命得到延续，让家庭和家族更加和睦。

（5）供肾质量好：供肾质量直接影响移植效果，而供肾质量的好坏主要取决于热缺血及冷缺血时间的长短。活体供肾显著降低了热缺血时间（1 ～ 2 分钟），最大程度地减少了缺血再灌注损伤，保证了良好的供肾质量，使术后移植肾功能早期得到良好恢复。供肾质量好，术后早期肾功能即可恢复正常，发生急性肾小管坏死的可能性极低；活体亲属供肾术前对患者进行全面体检，了解供肾动脉、静脉、肾盂及输尿管有无解剖变异，从而保证所取供肾的完整性。

（6）受者术后短期及长期疗效均优于尸体供肾：亲属活体肾移植由于优良的配型、良好的供肾、较短的等待时间和术后较低剂量的免疫抑制剂，可以提高亲属活体肾移植的长期存活率，国外资料统计，半数以上的亲属捐肾存活时间为 19.5 年，远远高于尸体供肾的 12.5 年。

饮食在治疗中的作用？

正常的肾脏具有形成、排泄尿液，调节电解质和酸碱平衡等功能。当肾功能受损后，可出现蛋白尿、水肿、高血压、贫血、代谢性酸中毒等一系列症状体征。肾病综合征是因肾脏病理损害所致的一组具有一定内在联系的临床症候群，主要包括大量蛋白尿、低蛋白血症、高脂血症、水肿。高血脂、脂肪代谢紊乱及治疗中长期大量使用激素，导致三大物质代谢紊乱。肾病综合征病程长，易迁延，易反复。饮食营养治疗对肾病综合征显得尤为重要。饮食治疗可以减少代谢废物的形成，减少有害物质的摄入，以维持水、电解质、酸碱平衡，减轻肾脏排泄负担，减轻对幸存肾单位的进一步损害，延缓病情发展，是治疗肾脏病必不可少的基本措施。

什么样的饮食有助于治疗？

（1）蛋白质与热量

蛋白质的最终代谢产物是尿素、尿酸、肌酐等含氮物质，主要经肾脏排泄。饮食中超过机体需要量的蛋白质数量将被分解。因此，首先应当限制蛋白质的数量。肾病患者低蛋白饮食 $1.0 \sim 1.5g/$（$kg \cdot d$），但在疾病不同时期蛋白量是不同的；低蛋白饮食必须补充必需氨基酸才能充分维持营养，保证蛋白质的代谢；低蛋白饮食不是越低越好，而是要根据实际情况，根据肾脏功能情况来安排。

在保证低蛋白饮食的情况下必须保证热量的供应，只有给予充分的热量供应，蛋白质才能够充分利用。蛋、奶、肉、鱼、禽等动物性蛋白生物价较高，是优质蛋白质，其产生的代谢废物较少。米、面、杂粮、豆类及豆制品等植物性蛋白质的生物价则较低，代谢废物也较多。因此，应尽量减少植物性蛋白的摄入量，增加优质蛋白质的比例，既要限制蛋白质的数量，又要提高蛋白质的质量。

（2）钠

患者应适当限制钠的摄入，饮食中含钠量应视肾脏的功能和有无浮肿、高血压而定。肾功能衰竭病人与严重病例钠盐限制于60～120mg/kg，酱油、味精、番茄酱内亦含有钠，因此可多选择天然未经加工制造的食品。限钠食物淡而无味，可添加葱、姜、蒜、桂皮等调味品以增加病人食欲。

（3）钾

膳食中含钾量主要根据血钾而定。当尿少、血钾较高时，应限制各种新鲜水果、蔬菜、瓜类、各种菜汤、肉汤等高钾食品；当血钾偏低或有多尿、呕吐、腹泻，以及进食过少时，应增加钾的摄入，特别是水果。

（4）维生素与矿物质

大量蛋白尿的丢失容易使钙缺乏，导致骨质疏松，发生低钙血症，此时饮食补充难以满足需要，必须补充钙剂。另外，保持钙磷平衡可以预防骨头里的钙丢失，需要限制富含磷的食物。

临床使用的利尿剂，容易导致 B 族维生素和维生素 C 的流失，应食用富含维 C 的蔬菜与水果、富含维生素 B_1 的粗粮和坚果类食物、富含维生素 B_2 的乳类等。

（5）水

未透析者，水分摄入为前一天的尿量加 10～15ml/kg，检测体重，保持体重稳定；血透者每日体重的变化以不超过 0.5kg 为原则。

总之，饮食治疗应优质低蛋白、低磷；充足的热量、丰富的维生素和钙、铁等矿物质；适量的钠、钾和易消化的食物。

肾病综合征近年有哪些新的治疗方式？

肾病综合征的病程较长，复发率也较高，病理变化比较复杂，在治疗上应该采用联合治疗，但治疗肾病综合征的一线药物仍然是激素，需耐心用好激素。激素全称"糖皮质激素"，正常人是由肾上腺皮质分泌的。肾病患者需选择中效类激素类药物如泼尼松、泼尼松龙等，有抗炎、抗过敏和抑制免疫的作用，对某些原发或继发的肾小球疾病，具有减少尿蛋白、利尿和保护肾脏功能的作用。所以，临床上微小病变性肾病、轻中度系膜增生性肾炎、增殖型狼疮性肾炎等病理类型所致的肾病综合征最常用的就是这种治疗方法。

要想从根本上治疗肾病综合征就必须联合或多靶点治疗，如激素治疗出现耐药或依赖时，可以考虑使用免疫抑制剂包括抑制 T 细胞或 B 细胞类等治疗，同时需联合无不良反应的中药或中成药，做到专病专治，治养结合，给肾病患者带来治愈的希望。

治疗效果取决于哪些方面？

肾病综合征的治疗效果一般由以下几方面决定：

（1）病理类型：了解肾脏组织形态学的改变对临床医生判断病情、治疗疾病和估计预后方面提供了重要的依据。肾脏病理检查结果指导着临床医生的用药，已经成为判断肾脏疾病疗效的重要指征。一般说来，微小病变型和轻度系膜增生性肾小球肾炎的预后较好。微小病变型肾病部分病人可自发缓解，治疗缓解率高，但缓解后易复发；早期膜性肾病仍有较高的治疗缓解率，晚期虽难以达到治疗缓解，但病情进展缓慢，发生肾衰竭较晚；系膜毛细血管性肾小球肾炎、局灶性节段性肾小球硬化及重度系膜增生性肾小球肾炎预后差，疗效不佳，病情进展较快，易短时间内进入慢性肾衰竭。

（2）复发因素：感染是 NS 复发的第一诱因，患者机体免疫功能紊乱，对外界抵抗力下降，易感染导致 NS 的复发。

（3）高凝状态和血栓栓塞：是 NS 继感染之后的重要并发症，低蛋白血症造成血容量不足，血液浓缩进一步使肝脏合成脂蛋白、纤维蛋白原及多种凝血因子反应性增多，血液黏稠度进一步增加，从而造成血液高凝状态导致血栓的形成。

（4）临床因素：大量蛋白尿、高血压和高血脂均可促进肾小球硬化，上述因素如长期得不到控制，则成为预后不良的重要因素。

健
康
中
国
·
名
家
科
普

复发的危险因素有哪些？

肾病综合征的复发大部分和感染相关，易发生感染的原因有：由于蛋白质营养不良，蛋白丢失所致血清 IgG 及补体因子减少，白细胞功能下降，加之应用糖皮质激素治疗，呼吸道、泌尿系、皮肤及腹腔感染常并发于肾病综合征患者，体腔及皮下积液为感染提供了有利条件。虽然近年来强力抗生素的应用，使因感染致死的危险性大大降低，但仍可影响肾病综合征疗效或导致肾病综合征复发。

高凝状态和血栓栓塞是 NS 继感染之后的重要并发症。由于肾病综合征患者大量蛋白的漏出，肝内合成增强，纤维蛋白原及 V、Ⅶ、Ⅷ、X 因子增加，抗凝血酶Ⅲ水平降低，蛋白 C 及蛋白 S 活性下降，高脂血症致血液黏稠度增加，不合理的利尿，长期使用大量糖皮质激素，患者因此存在高凝状态。卧床增加了肢体发生血栓的可能。目前，血栓、栓塞已成为肾病综合征患者严重的致死性并发症之一。最常见的为肾静脉血栓，另外，肢体静脉血栓、下腔静脉血栓、肺动脉血栓或栓塞也不少见，甚至可见脑血管血栓及冠状血管血栓。

此外，初次发病时 24h 尿蛋白定量越高、血浆白蛋白水平越低、初次开始足量激素治疗至尿蛋白转阴时间＞1 周以及发病 1 年内频繁复发等因素均提示病情较重或迁延，可视为复发的主要危险因素。

复发后的肾病综合征治疗方法是否一样？

大家都知道，肾病每复发一次，肾脏的损害就会加重一次。因此，要通过改变治疗方案来改善现状。

如果患者在激素减量或者停药后，尿蛋白又出现加号超过两周，或者连续 3 天，晨尿蛋白由阴性转为 3+ 或 4+，或 24h 尿蛋白定量 ≥ 50mg/kg，或尿蛋白定量 ≥ 40mg/(m² · h)，或尿蛋白／肌酐（mg/mg）≥ 2.0，除外感染，就认为是复发。复发可有多种因素，如若有临床或实验室感染的指征，我们可以考虑暂时不调整激素的用法，如有感染先抗感染治疗，若抗感染疗程到了，蛋白仍不转阴，此时可以考虑调整激素用量。

若连续两次激素减量或停药 2 周内复发者，就认为患者激素依赖。出现激素依赖，除了改变激素的使用方法（如激素冲击治疗），更换激素的种类也会有比较好的效果。比如平时用泼尼松，出现复发后可以选用甲基化的泼尼松。正常情况下，泼尼松进入体内要经过肝脏等器官进行甲基化，才能发挥作用，如果在减药阶段出现复发，可以更换甲基化之后的泼尼松，不需要经过甲基化就能发挥作用，可能会取得更好的效果。

出现激素依赖后能不能不用激素，直接换免疫抑制剂呢？原则上，一种药物能解决问题的时候，就不要换第二种药物。所以，首先考虑更换激素的种类，如果换了激素种类有效果，那就继续使用；如果没有效果，肯定要加用免疫抑制剂。加用免疫抑制剂的时候可以选择一些中药，但是中药成分比较复杂，建议患者咨询正规肾病专科医生，服用一些对肾脏没有损害或者损害小的中药，服药期间定期监测肾小管和肾脏功能，一旦出现问题及时评估是不是跟药物相关，及时采取应对措施。

防治并发症常会用哪些药物？

（1）防治感染：主要表现为肺炎、腹膜炎、皮下感染、泌尿系感染等，感染起病多隐匿。一旦发现感染，应及时选用对致病菌敏感、强效且无肾毒性的抗生素积极治疗，有明确感染灶者应尽快去除。严重感染难控制时应考虑减少或停用激素，但需视患者具体情况决定。

（2）预防血栓及栓塞：当血浆白蛋白低于 20g/L 时可予抗凝治疗。首选肝素钠（或低分子肝素）或口服华法林。抗凝同时可辅以抗血小板药物（双嘧达莫或阿司匹林）。对已发生血栓、栓塞者应尽早给予尿激酶或链激酶溶栓，同时配合抗凝治疗，抗凝药一般应持续应用半年以上。抗凝及溶栓治疗时均应避免药物过量导致出血。

（3）蛋白质及脂肪代谢紊乱：长期患高脂血症，尤其是低密度脂蛋白血浆浓度升高时，可加重肾小球进行性硬化。肾病综合征缓解前难以完全纠正代谢紊乱，但应调整饮食中蛋白和脂肪的量和结构，力争将代谢紊乱的影响减少到最低限度。如 ACEI 及血管紧张素 Ⅱ 受体拮抗剂均可减少尿蛋白；降脂药物可选择降胆固醇为主的他汀类药物；或以降甘油三酯为主的非诺贝特等。NS 缓解后高脂血症可自然缓解，则无需继续药物治疗。

（4）休克：急性肾功能衰竭时大量蛋白质排出，血浆白蛋白降低，血浆胶体渗透压下降，有效循环血容量下降，严重时导致休克。可采取以下措施：

利尿：冲刷阻塞的肾小管管型；

碱化尿液：可口服碳酸氢钠碱化尿液，以减少管型形成；

血液透析：利尿无效，达到透析指征者，血液透析以维持生命。

广告上的根治方法可信吗？

在临床中，经常遇到一些患者急于将自己或孩子的肾病治好，在医生开了一些西药后，又自行在药店买一些中药、中成药，甚至到某个郎中那里抓一些"包治肾病"的偏方混合着一起吃，或者随便停用药物。这样的做法不但不能治好肾病，反而加速了肾功能衰竭，使病情更加复杂化，更加难治疗。

比如一些肾病患者，医生为其开了西药泼尼松后，患者听说一些中药能治疗肾病又自行服用中成药肾炎舒、肾炎康复片，同时还服用一些中草药，这样容易造成药物之间相互冲突，产生不良反应，使毒性增加、药效下降、不良反应增加，这样就增加了疾病的复杂性、严重性，使病情更加难以控制。因为在服用泼尼松的同时服用不知名的中药，尤其是那些所谓的偏方，很可能进一步损伤肾脏，因为有些中药含有有毒成分——马兜铃酸，这种成分会严重损害肾脏。有些人也知道不能同时服用几种药物，就随意将泼尼松停用。如果长期服用泼尼松，内在分泌的激素就会下降，突然停用，身体需要的激素就不够用，就会造成肾上腺危象，危及生命，所以不能乱服用，也不能乱停用，一定要在医生指导下服或停。

此处需要提醒广大患者，所谓一吃就好的"偏方"可信度不大，辅助中药治疗一定到正规中医院肾病专科就诊，服用中药或西药期间需定期检查肾小管等功能，一旦出现问题需及时停用。由于肾脏病的治疗较为棘手，无论何种药物，均有程度不同的不良反应，且需根据病情调节药量与疗程，否则病情会反复发作，不断加重对肾脏的损害，终至一发不可收拾。故患者必须在医生指导下，坚持连贯的系统的治疗，直至痊愈。

第 6 章
儿童难治性肾病相关问题

患儿出现哪些情况属于难治性肾病？

难治性肾病主要包括三个方面：激素依赖、激素耐药和频繁复发型肾病。

患儿使用足量的激素治疗，疗程到了仍无效果，就是激素耐药吗？

（1）什么情况算没效果？

2009 年我国专家制定了儿童难治性肾病的指南，对激素耐药做了明确说明。激素耐药是指用糖皮质激素治疗 4 周后没有效果，就定为激素耐药。什么情况算是没效果呢？如果治疗 4 周后各项指标都没有改变，比如尿蛋白、血浆白蛋白、血脂这些指标没有改善，甚至加重了，那这种情况就算是激素耐药。

（2）怎么才算足量用药？

怎么判断患儿是不是因为药量不够导致治疗效果不好的？对于儿童难治性肾病，医生提倡早期、足量、全疗程使用糖皮质激素，儿童的激素使用剂量以泼尼松计算是每天每公斤体重 2 毫克，当然这个公斤体重是指"标准体重"。比如，一个 6 岁孩子的标准体重是 20 公斤，得了肾病后孩子可能有胸水、腹水，一称重可能有 30 公斤，这时候就不能按照30 公斤来计算药量，要按照标准体重 20 公斤来计算。还有一些患儿长期营养不良，导致消瘦，可能一称体重只有 15 公斤，这时候就要按照孩子的实际体重来计算药量，这是需要注意的地方。其他药物比如他克莫司、环孢素等，除了可以根据每公斤体重来计算药物是否足量以外，还可以根据血液中的药物浓度来监控是否达到有效的药量。

（3）疗程到了没效果，会不会是药效慢？要不要再试一两周看有没有效果？

在用药时间问题上，要提醒家长多一些耐心，一般要观察四周。有些家长用了激素一两周看尿蛋白没转阴、浮肿没有减轻，就着急换药是不可取的。观察到四周后，医生会根据孩子的情况评估是否需要更换药物。经过临床统计，确实有 10% 的患者使用激素 4 ～ 8 周才能够起效，但是医生不能让其他 90% 的孩子都延长治疗，来确保这 10% 的孩子病情得到缓解。所以临床上如果用激素四周后没有缓解，医生就会调整药量。当然，经验丰富的大夫会根据每个孩子的病情判断他是否需要延长疗程观察其效果。

哪些原因会导致孩子出现激素耐药？只要规律用药，就不会出现激素耐药吗？

规律用药可以减少激素耐药出现的概率，这是肯定的，但是仍然有一部分患儿会出现激素耐药。因为激素耐药受多方面因素影响，比如遗传因素、特殊病理类型的肾病等等。大多数儿童肾病都是微小病变型，80% ～ 90% 的患儿用激素治疗有效，非微小病变型肾病的患儿出现激素耐药的比例要高一些。此外，如果孩子有激素代谢异常和信号转导调节异常等情况，都会更容易出现耐药。

孩子出现哪些情况属于激素依赖？激素减量阶段，尿蛋白出现 3+，就是激素依赖吗？

激素依赖的前提是患儿对激素治疗敏感，也就是说用激素是有效的。如果患儿在激素减量或者停药后，两周内尿蛋白又出现加号，并且连续发生两次，就认为患儿激素依赖。如果只出现了一次这种情况，还不能称为激素依赖。

哪些原因容易造成孩子激素依赖？是因为用量太大了吗？是因为用得太久吗？

激素用量大、用药时间长是导致激素依赖的原因之一。引起激素依赖的因素主要有两方面：一是生物因素，二是生理因素。生物因素是指外源性的糖皮质激素，每天每公斤体重 2 毫克的激素进入体内，会抑制自身的肾上腺皮质产生糖皮质激素，容易产生药物依赖。生理因素是指自身的肾上腺皮质萎缩后，身体就会依赖外源性激素，当机体慢慢适应了这种状态，一旦外源性激素的剂量减少或者停药，就会出现临床症状。

出现激素依赖，激素就要一直吃下去，无法停药了吗?

孩子出现激素依赖，就无法停药了吗？既然激素有效，能不能一直吃下去？这是家长们最常见的两种极端想法。出现激素依赖，还要继续吃激素，这是肯定的，但不是就这么一直吃下去，要调整用药方案。出现激素依赖后，要加用免疫抑制剂来阻断激素依赖的情况。另外，激素也不可以一直吃下去，因为会出现不良反应，并且停药后仍然会复发。家长们也都了解，儿童肾病每复发一次，肾脏的损害就会加重一次。所以，必须通过其他药物来改变激素依赖的现状。

哪些情况下需要选择激素冲击疗法? 效果如何? 不良反应会不会特别大?

激素冲击疗法就是用大剂量的甲强龙治疗，每天每公斤体重15 ～ 30mg，每天用 1 次，3 天一个疗程。指南上指出，冲击治疗的最大剂量不能超过 1g，我们医院一般最大剂量不超过 500mg，目的是减少并发症的发生。激素依赖、激素复发和激素耐药都可以采用冲击疗法，前两种情况效果更好一些。既然是大剂量的激素冲击治疗，不良反应自然要大一些。医生会严格评估患儿是否适合采取冲击治疗，防止并发症的出现。比如患儿有没有高血压、眼压高、感染等情况，如果有，就把这些情况控制好以后，再考虑进行冲击治疗。

出现了激素依赖，可以直接换用免疫抑制剂吗？可以换用中药吗？

出现激素依赖，除了改变激素的使用方法，更换激素的种类也会有比较好的效果。比如平时用泼尼松，出现复发后可以选用甲基化的泼尼松。正常情况下，泼尼松进入体内要经过肝脏等器官进行甲基化，才能发挥作用，如果在减药阶段出现复发，可以更换甲基化之后的泼尼松，不需要经过甲基化就能发挥作用，可能会取得更好的效果。那么，出现激素依赖后能不能不用激素，直接换免疫抑制剂呢？原则上，一种药物能解决问题的时候，就不要换第二种药物。所以，首先考虑更换激素的种类，如果换了激素种类有效果，那就继续使用；如果没有效果，肯定要加用免疫抑制剂。加用免疫抑制剂的时候可以选择一些中药，但是中药成分比较复杂，建议家长咨询正规儿童肾病专科医生，服用一些对肾脏没有损害或者损害小的中药，服药期间定期监测肾小管和肾脏功能，一旦出现问题及时评估是不是跟药物相关，及时采取应对措施。

雷公藤是否可以治疗儿童难治性肾病？

雷公藤是我国治疗肾病非常有效的广谱免疫抑制剂，在成人患者中使用非常广泛，对儿童肾病早期效果也非常好，并且价格低廉。但是，2013年国家食品药品监督管理局修订了雷公藤多苷片的说明书，明确指出禁止儿童使用雷公藤多苷片，也就是说18岁以下的患者禁用。那么各位家长可能有些疑问，既然禁止使用为什么还有医生在使用雷公藤？首先，过去十几年，在儿童肾病早期使用雷公藤治疗效果都非常好，并且价格便宜。其次，国家禁止儿童使用雷公藤是因为它对性腺有影响，但其他药物比如环磷酰胺同样对性腺有影响，在充分评估患儿病情、剂量适当的前提下，医生会考虑使用雷公藤。在使用过程中，医生也会重点关注孩子的病情变化和肾脏功能。

加用了免疫抑制剂，激素就能慢慢减量了吗？

总体来说，病情好转后两种药物都要逐渐减量，最后建议先停激素再停免疫抑制剂。一般激素停药后 3 ～ 6 个月再停免疫抑制剂。

孩子出现了激素耐药该怎么办？有医生建议做肾穿刺检查，要做吗？有啥用？

孩子出现激素耐药，家长千万不要放弃，激素耐药也是有办法治疗的。最新的治疗指南指出，激素耐药后，可以用大剂量的甲强龙冲击治疗，每天每公斤体重用 15 ～ 30mg，每天用 1 次，3 天一个疗程。我在全国多个治疗中心做了调研，发现采取激素冲击治疗后，有 47% 的激素耐药患者病情能够缓解，或者出现尿蛋白转阴，这说明激素冲击治疗是有效的。激素冲击治疗后，如果尿蛋白能够转阴，就跟对激素敏感的患儿一样，进行一步步地规律减药。如果冲击治疗后两周，尿蛋白仍然没有转阴，那说明患儿是真正的激素耐药。此时，建议做肾脏活检，明确肾病的病理类型和疾病的轻重程度，以便调整治疗方案，同时也可以评估治疗的长远效果。有些家长对肾脏活检有些忌讳和担心，从目前国内的肾脏穿刺情况看，这项检查还是十分安全的。

患儿出现了激素耐药，用激素治疗还会有效果吗？

大剂量甲强龙冲击治疗，有 47% 的患者能够得到缓解，这个比例是非常高的。为什么正常量的激素没有效果，冲击剂量的激素会有效？这是因为不同剂量的激素方案作用途径不一样。就好像是我从南京来北京，目的都是北京，但我可以坐火车，也可以坐飞机。每天每公斤体重 2mg 激素用量，就像是坐火车慢一点，如果有效就继续用。如果没效果就改坐飞机，用十倍左右剂量的甲强龙冲击治疗，可能就会达到很好的治疗效果，其根本原因是发挥作用途径是不同的。

如果激素调整药量后，孩子蛋白尿、水肿等症状还没消退，用不用等几天看药物是否起效？

前面我们讲过，甲强龙冲击治疗需要三天，接下来改成常规剂量激素治疗 11 天，也就是每天每公斤体重 2mg，这样一共两周的时间，加上前面的四周治疗，一共是六周。如果此时尿蛋白没有转阴、水肿仍然没有消退，就必须加用免疫抑制剂了。那么免疫抑制剂是单独使用还是多种药物联合使用？总体的治疗原则是：如果一种药物能解决问题，就单独使用，如果这种药物过了起效的时间窗还没有效果，就要两种甚至三种药物一起使用。所谓药物时间窗，其实就是药物起效的时间，每个药物起效的时间不一样。比如他克莫司是 3 个月，也就是患者用了他克莫司以后要观察 3 个月，不能刚刚用他克莫司一两周没效果就换药，可能是药物起效的时间窗没到，3 个月以后如果没效果才会考虑加用其他的免疫抑制剂。

治疗儿童肾病的免疫抑制剂有哪些？激素耐药患儿选择哪种免疫抑制剂比较好，不良反应小？

治疗儿童肾病的免疫抑制剂主要分两大类：非生物制剂和生物制剂。比如他克莫司、环孢素、环磷酰胺、糖皮质激素，还有中药雷公藤等等，都属于非生物制剂。生物制剂主要有利妥昔单抗，对激素依赖的患者使用效果很好。

免疫抑制剂种类那么多，该如何选择？这个问题相对复杂，要根据不同的患者、不同的病情来选择最适合的。免疫抑制剂没有好与差的分别，比如患儿出现激素耐药，通过细胞亚群检查，发现孩子 CD8 细胞值比较高，那么选择环磷酰胺效果会更加理想；检查 CD4 高，或者患儿他克莫司的基因型是 33 型，这时候就建议选择克莫司。总而言之，就是要根据不同的患者采取不同的方案。

免疫抑制剂和激素怎么服用？一般用多久后各项指标能够正常？

为了减轻药物对胃肠道的刺激症状，一般建议糖皮质激素在饭后半小时服用。不同的免疫抑制剂，服用要求差别很大，像他克莫司一般建议空腹服用，在餐前一小时或者餐后两小时。具体每种免疫抑制剂的使用方法要咨询儿童肾病专科医生，还要根据血液中药物的浓度不断调整。

调药期间是不是要更频繁地监测尿蛋白？调药后多久尿蛋白能转阴？

在南京军区总医院儿童肾病中心，医生会教会所有住院和门诊患儿家长如何监测尿蛋白，一般会教一些简单的测量方法，在家就能自己操作观察，经济实惠，相比去医院检查要少很多繁琐的手续。医生也可以根据家长测量的尿蛋白变化情况，来监测评估患儿的恢复情况。总体来说，建议患儿出院以后，如能够学会在家检测，在疾病刚刚恢复的过程中，最好每天监测。尿蛋白恢复正常以后的前3个月，每周监测一次，之后每两周监测一次。不同患者、不同药物起效时间是不一样的，家长要定期观察尿蛋白的变化，监测药物是否起作用了，以及是否有副作用。

加用免疫抑制剂后尿蛋白已经没了，但激素一减量尿蛋白又再次出现，该怎么办？是不是用免疫抑制剂没用？要换药吗？

临床上确实有很多孩子会出现这种情况，免疫抑制剂也会出现依赖，药物减量的时候就出现复发。此时可以恢复免疫抑制剂的用量，或者根据情况更换免疫抑制剂或联合其他免疫抑制剂。

使用这两种药物期间，能不能服用一些增强免疫力的药物？

很多家长问：在使用激素或者免疫抑制剂的时候，孩子的免疫力都非常低，能不能用一些增强免疫力的药物？又担心用了增强免疫力的药物会和激素或免疫抑制剂的作用相互抵消。确实，从表面上看，两种药物的作用是相互抵消的。但是，免疫抑制剂和增强剂都是免疫调节剂，医生会根据患者的情况适当选择，目的是让身体的免疫状况达到一个平衡状态。

肾病患儿一般需要长期治疗，对这些患儿家长有什么要嘱咐的？

儿童肾病是需要长期治疗的，一般都要治疗 1～2 年，随访 3～5 年，希望家长对疾病有足够的认识，做好长期治疗的准备。同时可以学习肾病知识，方便更好地配合治疗。

其次，国内外儿童难治性肾病的治愈率都比较低，容易复发。希望各位家长不要盲目相信一些打着"专治肾病"旗号的招牌医院，听信祖传秘方盲目用药。确实有些偏方含有一些激素成分，用药之后表面上尿蛋白和水肿都消失了，但这些偏方往往都是只求暂时的疗效，不考虑长久的治疗，一旦减量就会频繁复发，加重肾脏的损伤。所以，还是建议家长选择正规医院的儿童肾病专科进行长期系统的用药，这才是真正地对孩子负责，为孩子着想。

此外，日常生活中的注意事项，预防感染特别重要，感染是导致肾病复发的主要原因之一，患儿应该尽量少去容易感染的高危场所。比如家里有人感冒，尽量和孩子分开，在不同的房间居住，房间每天都要消毒。有些家长问，孩子能不能上幼儿园？从医生的角度还是建议等到疾病恢复阶段再去上学，融入集体也能够让孩子的心理健康成长。但是要提醒各位家长，如果学校里有孩子出现感冒等情况，要尽快让孩子远离。同时注意避免剧烈运动，饮食上以低盐低脂优质蛋白为主，具体蛋白质的摄入量要咨询医生。

最后还要强调一点，定期到儿童肾病专科医院进行复诊是十分重要的。很多家长看孩子尿蛋白正常了，以为在家吃吃药就行了，长期不到医院复查，这是十分危险的。我曾经有一个患者，药物减量半年多甚至快一年没有来医院复查，孩子一下子出现了昏迷。导致这种情况的因素很多，比如电解质失衡、低钠、低钾、低钙或者低血糖、高血糖等，只有定期复查才能及时发现这些危险因素，及时采取应对措施。

如何能和南总儿童肾病诊疗中心的医生保持联系？这样做的意义在哪里？

南京军区南京总医院（南总）儿童肾病诊疗中心的医生是十分愿意为患者服务，能够解答患者的疑惑也是医生们的最大的心愿。现在，国内儿童肾脏病专科医院也非常多，遇到问题时建议家长先到当地的儿童肾脏病专科医院进行检查和治疗，有些无法解答的问题可以联系南总儿童肾病诊疗中心的医生们。在搜索引擎输入医生的名字如"夏正坤"就能看到医生的好大夫在线个人网站，南总儿童肾病诊疗中心的医生们的好大夫在线网站都是由其本人回复，有时候白天事情比较多，希望各位家长多一些耐心等待。医生和患者长期保持联络，这样患者病情发生变化时可以及时咨询，寻求解决方案，也方便医生监督患者的病情。

南总儿童肾病诊疗中心希望能够与患者保持良好沟通，为患儿制定合适的治疗方案，尽可能地减少肾病复发，希望所有孩子都能达到理想的治疗效果，孩子的康复是南总儿童肾病诊疗中心的医生们最大的希望。

第 7 章

Chapter 7

儿童肾病综合征的生活调养 ·····················

健
康
中
国
·
名
家
科
普

多久需要到医院复查？

　　不同的肾脏疾病，选择不同的治疗方案，即使是同一种肾脏疾病，每个孩子的病情不尽相同，用药选择亦多种多样。对于肾病综合征的孩子，如果激素敏感，第一次复查于出院后 1 个月，复查一般情况良好的状况下，间隔 3 个月后再次复查，没什么特别问题，第 3 次以后复查可以于 3 ～ 6 个月进行，激素减到隔日 3 片后可以 6 个月复查 1 次，之后每次都是半年复查一次，直至停药 3 年，达到临床治愈标准后，可按期复查。两次复查间隔期间，患儿家长仍须每天自行监测小便尿蛋白情况，方法有很多，南总儿科肾病诊疗中心推荐醋酸加热法测尿蛋白，准确、方便、便宜。一旦尿蛋白出现异常，可先至当地医院对症处理，酌情调整治疗方案，若持续无好转，建议转诊至南京军区南京总医院儿童肾病专科治疗。对于激素耐药、频繁复发、激素依赖的难治性肾病综合征患儿，治疗上可能需要完善肾活检以明确病理类型，然后根据患儿肾活检结果及临床表现特点，选择不同的免疫抑制剂联合治疗，最后根据不同的用药选择确定不同的复查时间，不可一概而论，遵医生医嘱即可。

饮食上需要注意哪些问题？

很多家长对肾病患儿饮食方面可谓高度重视，恨不得每餐每饭都秤斤论两，其实饮食调理对于患儿整体病情变化的影响只是一部分，而且疾病不同阶段的孩子注意点也是不一样的。处于缓解期的患儿，一般无需特别注意什么，清淡饮食，避免误用或误服肾损伤的食物或药物即可。所谓缓解期患儿，即那些尿蛋白持续阴性，血白蛋白、血胆固醇均处于正常范围的孩子。一代头孢菌素类抗生素对肾脏损伤较其他药物相对偏重，肾病患儿不建议使用，当肾病患儿出现感染时建议用二代或三代类头孢。急性期的患儿，即尿蛋白复现，周身浮肿严重，尿量减少或无尿的患儿，饮食控制较缓解期患儿相对严格，首先限水，如无明显口渴，仅服药时喝水即可，其次少尿或无尿的孩子，要限制钾的摄入，以防高钾血症的发生，通常食物中富含钾的食物有香蕉、柑橘、海带、紫菜等。还要限食油腻的食物，肾病综合征复发的孩子都存在高胆固醇血症，会加重血液高凝状态，导致血栓形成。还有就是已经发生肾功能不全的患儿的饮食调理，最大的不同点就在于限制蛋白量的摄入，$0.8 \sim 1.2 g/(kg \cdot d)$，优质蛋白饮食，所谓 $0.8 \sim 1.2 g/(kg \cdot d)$ 是纯的蛋白质的量，还要再换算成相应的食物的量。优质蛋白即动物蛋白，比如鱼肉、鸡肉、牛奶等。肾功能不全的孩子也要防止高钾，还要注意避免低钙，可以适当摄入富含钙的食物，必要时骨化三醇长期口服。

健
康
中
国
·
名
家
科
普

蛋白质摄入量如何计算？

肾功能正常的孩子无需限制蛋白质的摄入，但也不能暴饮暴食！一般正常饮食，满足患儿生长发育即可，大概 1～1.5g/（kg·d）蛋白质，亦无需对植物蛋白加以限制，摄入植物蛋白与动物蛋白比例建议 1：2。肾功能不全的患儿则要对蛋白质的摄入多注意了，因为蛋白质经人体消化吸收后的代谢产物即肌酐、尿素、尿酸等含氮产物，主要经肾脏排泄、排出，肾功能不全的孩子对这些代谢物的排出产生障碍，导致体内代谢废物的积累，对人体各脏器造成不同程度的损害。所以既然排泄有障碍，就只能尽量减少摄入，一般来讲，肾功能 2 期、3 期的患儿每日蛋白质摄入量控制在 0.8～1.2g/（kg·d），纯优质蛋白饮食，比如一个 30 公斤的肾功能衰竭的孩子，每天蛋白摄入量最多 1.2×30=36g，相当于 5 个鸡蛋白的量，相当于 175g 瘦肉的量，因为 50g 鸡蛋白 =7g 蛋白质，50g 瘦肉 =10g 蛋白质，当然 2 个鸡蛋白 +100g 瘦肉这样搭配着饮食不仅满足每日对基本蛋白质的需要，更有利于彼此的吸收消化。而对于 3 期以后的患儿，建议 0.6～0.8g/（kg·d）蛋白质，可以同时补充酮酸，算法同上。表 7-1 为几种常见食物蛋白质含量表。

表 7-1　常见食物蛋白质含量表

常见食物	每百克含蛋白质量（g）
豆类	35
肉类	20
鱼类	18
鸡蛋	13
豆腐	8
牛奶	3

为何要降低高脂肪摄入？

肾病综合征，是由于肾小球滤过膜对血浆蛋白通透性增加，大量血浆蛋白自尿中丢失，引起低蛋白血症、高脂血症、不同程度水肿的临床综合征。低白蛋白血症及水肿易引发血液浓缩，血液高凝，导致血管栓塞形成，甚至危及生命。高脂血症即血脂水平过高，可直接引起一些严重危害人体健康的疾病，大量研究资料表明，高脂血症是脑卒中、冠心病、心肌梗死、猝死的危险因素。此外，高脂血症也是促进高血压、糖耐量异常、糖尿病的一个重要危险因素。高脂血症还可导致脂肪肝、肝硬化、胆石症、胰腺炎、眼底出血、失明、周围血管疾病、跛行和高尿酸血症。所以必须高度重视高血脂的危害，积极预防和调理，血脂异常者往往伴有多种心血管危险因素。心血管疾病的发生率和死亡率随着血清总胆固醇和 LDL 胆固醇水平的下降而降低。所以肾病综合征患儿，尤其是急性发作期或尿蛋白复现时，多伴有高脂血症，为避免高脂血症相关危险因素的发生，须降低高脂肪摄入，建议多吃清淡的食物，以素食为主，粗细粮搭配，少吃动物内脏、动物脂肪及甜食，还应合理调剂饮食，如晚餐不宜多食荤腥味厚的食物；少吃甜食，以免血液中的三酰甘油升高，血液黏稠度增加，促使病变加快。

如何坚持低盐饮食？

少吃盐的目的是减少血液中钠的含量，如果血钠过高会提高血液渗透压，从而使血管外的水分过多地吸收入血，血管内的血容量就会增多，血压就会增高。长此以往，肾小球囊内压力升高，肾小球纤维化、萎缩，肾动脉硬化，导致肾实质缺血和肾单位不断减少，让原本就病变的肾脏雪上加霜。所谓低盐饮食就是低钠饮食，是要减少钠的吸收，我们平时吃的食用盐的主要成分就是氯化钠（NaCl），那就要求平时吃东西时少放盐，尽量少吃带咸味的东西。

低盐饮食指每日可用食盐不超过 2g。一般人并不需要低盐饮食。

低盐饮食主要是控制盐分摄入，控制方法：

（1）正常三餐中，加入的盐量应减少，控制在每天 2g 以下。

（2）高盐食物不摄取。如咸菜、皮蛋、火腿、香肠等。

（3）含有盐分的食物少摄入，如某些饮料。具体含盐多少，可以通过看营养标签进行计算。营养标签中，第三列的"钠"百分数，说的是食物中占 2g 的百分之几，如 NRV 3% 说明占 2g 的百分之三，也就是 0.06g。

什么强度的活动会导致患者疲劳？

人体体力活动种类很多，营养学根据能量消耗水平，即活动强度不等，通常分为 5 个级别：

（1）极轻体力活动：以坐姿或站立为主的活动，如开会、开车、打字、缝纫、烹饪、打牌、听音乐、油漆、绘画及实验室工作。

（2）轻体力活动：指水平面上走动，打扫卫生、看护小孩、打高尔夫球、饭店服务等。

（3）中体力活动：这类活动包括行走、除草、负重行走、打网球、跳舞、滑雪、骑自行车等。

（4）重体力活动：负重爬山、伐木、手工挖掘、打篮球、登山、踢足球等极重体力活动。

（5）运动员高强度的职业训练或世界级的比赛等。

2000 年，中国营养学会将我国居民活动强度由五级调整为三级：

（1）轻体力活动：办公室工作、修理电器钟表、售货员、酒店服务、化学实验操作、讲课等。

（2）中体力活动：学生日常活动、机动车驾驶、电工安装、车床操作、金工切割等。

（3）重体力活动：非机械化农业劳动、炼钢、舞蹈、体育运动、装卸、采矿等。

超过 1 小时以上的中体力以上的活动会导致患者疲劳，肾病患儿应多加注意。

肾病患儿将来是否能正常工作？

肾病患儿将来可否正常工作，这是众多患儿家长特别关注的问题之一。慢性肾病患者急性期是需要卧床休息与静养为主，但有的慢性肾病患者仍可以继续正常上班的。肾病综合征是一种常见的肾脏疾病，肾病综合征患者能上班吗？能不能上班要视个人情况而定，如果病情控制在一定程度内，可以从事一些轻体力劳动的工作，如果肾病比较严重或者尚不稳定，那就要以治疗和休养为主，严格遵医嘱，在病情好转并且稳定了以后再考虑正常上班。肾病综合征患者上班应选那些比较轻松的工作，不要从事劳动或者是需要长时间的工作，并且在上班的过程中要避免晚上加班。总之，肾病综合征患者在病情较轻的时候是可以正常上班的，只是不能劳累，以免加重病情。

健康中国·名家科普

不同时期的肾病综合征患者活动量有区别吗？

肾病综合征在不同的阶段是具有不同的具体表现的，不同时期的肾病综合征患儿活动量也是不同的。因此，患儿家长在日常多了解一些关于肾病分期表现的常识是非常有必要的。

第一期，肾功能不全代偿期，这个阶段的患者一般不会表现出可以察觉的肾脏受损症状。血肌酐（正常范围 < Scr ≤ 177μmol/L），因肾脏代偿能力大，因此临床上肾功能虽有所减退，但其排泄代谢产物及调节水、电解质平衡能力仍可满足正常需要，只要尿蛋白维持阴性，肾功能化验也基本在正常范围或偶有稍高现象。期间患儿可适当进行一些轻体力活动，或短时间的中体力活动，不仅不会加重患儿病情，还可以增强机体的抗病能力，减少肾病综合征复发的频率。

第二期，肾功能不全氮质血症期。这一阶段当中，肾病患者的体质开始在病症的危害下逐渐下降，并表现出一些典型的临床症状。血肌酐（177μmol/L < Scr ≤ 443μmol/L），肾小球硬化纤维化数量增多，约损伤60% ~ 75%，肾脏排泄代谢废物时已有一定障碍，血肌酐、尿素氮偏高或超出正常值。病人出现贫血，疲乏无力，体重减轻，精神不易集中等，但常被忽视。若有失水、感染、出血等情形，则病情进展将加速。期间患儿仅可以进行一些短时间的轻体力活动，避免中、重体力活动以防止加重或加速病情进展。

第三期，肾功能衰竭期。这个阶段的肾病患者的肾脏健康已经处于难以挽救的状况，因此要重视控制病情。血肌酐（443μmol/L < Scr ≤ 707μmol/L），肾小球硬化，肾小管－间质纤维化，肾血管纤维化，导致肾脏功能损伤严重，贫血明显，夜尿增多，血肌酐、血尿素

氮上升明显，并常有酸中毒。此期患儿须长期卧床休息，除了必要的日常活动外，无需额外增加活动量。

哪些运动肾病综合征患者应该避免？

运动可以分为有氧运动和无氧运动两方面。其中有氧运动的目的是为了增强、锻炼人的心肺耐力。常见的有氧运动有很多种，但是对于肾病综合征的病人，最好做一些较为舒缓的运动，包括步行、慢跑、游泳、骑自行车、太极等。有氧运动的特征是强度低、有节奏、不中断和时间长。无氧运动是指肌肉在"缺氧"的状态下高速剧烈的运动。常见的无氧运动有短跑、举重、投掷、跳高、跳远、拔河、俯卧撑、肌力训练（长时间的肌肉收缩）等。对于肾病综合征患儿要尽量避免无氧运动。另外，提醒肾病综合征患儿在进行体育锻炼时应该注意量力而行、循序渐进、持之以恒。要根据自己的身体情况和兴趣爱好等选择适合自己的运动方式。

肾病综合征患者由于病情的原因，经常会出现食欲不振等症状，导致机体比较虚弱，容易引起感冒、胃肠道感染等。如果进行适当的体育锻炼，不仅可以增强机体的抗病能力，使患者保持一种愉快的心情，而且在一定程度上能够增加患者的进食量，对于营养不良，缺乏蛋白质引起的肌肉萎缩等也有一定的改善。

儿童肾病综合征，生活中需要注意哪些？

肾病综合征患者现在越来越多，不仅仅是在成人中患病率高，在儿童中也有很多患者，儿童是家中的宝，如果患有肾病综合征，就会给整个家族带来阴影。但是儿童患有肾病综合征也是无可奈何的事，那就只能从日常生活护理方面减轻儿童的痛苦。

第一，必要时限制食盐的摄入。尿蛋白复现，肾病复发时，食盐过多，会加重孩子的水肿和高血压，所以饮食要注意少盐，对血压还没有降到正常的孩子，需要限制盐量。但饭菜无盐又会影响食欲，宜用低盐饮食。在浮肿和高血压消失后，才可改进普通饮食，但也要清淡，不可过咸。

第二，不宜劳累。过度疲劳也会加重孩子肾病的负担，所以应注意不要让孩子疯闹过度。

第三，常洗澡换衣。感染常是诱使肾病复发的原因。经常洗澡换衣，保持皮肤清洁，可防止皮肤感染。

第四，避免去人多的地方。人多细菌也多，最容易引起感染。注意根据气候变化增减衣服，预防感冒。

第五，合理控制药量。治疗肾病综合征，大都需要服用激素类药物。服用激素的患儿，家长要督促孩子按时按量服药，切不可随意减量和停药，以免造成病情反复。

中医养肾保健方法有利于辅助治疗吗？

原发性肾病综合征为免疫性疾病，机制复杂，且病情反复发作，长期困扰着患者，加上激素以及免疫抑制剂的应用，使肾病综合征患者免疫功能极其低下。因此，肾病综合征患者极易合并感染，在儿童以呼吸道、消化道、泌尿道、皮肤感染占大多数，而感染又导致肾病综合征患者病情复发，频繁的复发临床上可造成难治性肾病。积极预防感染是治疗肾病综合征过程中的关键。一旦发生感染，势必意味着大量广谱抗生素的应用，久而久之，不但增加抗生素带来的二重感染等不良反应，同时也增加细菌的耐药，给肾病综合征整体治疗带来更大的困难，故必须加强免疫失调与血液的高凝状态等肾病综合征本身或治疗药物带来的诸多并发症的治疗。中医中药是我国延续千年行之有效的传统医疗手段和方法，更是中华民族优秀历史文化宝库中的一枚珍宝。中药中黄芪、白术、紫河车、山茱萸、冬虫夏草、茯苓、生地黄、太子参、丹参等均有明显的免疫调节功效。现代药理研究表明它们具有明显的免疫活性，能促进抗体生成，增强体液免疫，上调 T 辅助细胞 CD4 的状态，纠正 T 细胞功能紊乱，对体液免疫和细胞免疫功能的改善和恢复有很好的帮助，与 PNS 的病理不谋而合，能获得良好的效应。

哪些中医方法有利于养护肾脏？

（1）护好脚：肾经起始于足底，而足部很容易受到寒气的侵袭，因此要特别注意足部保暖。袜子最好包住脚腕，不要赤脚在潮湿的地方长期行走。睡觉时，别把脚晾在外面，不要将双脚正对着空调。足底有许多穴位，睡前按揉脚心的涌泉穴，可起到养肾固精的功效。

（2）大便畅：大便不畅，宿便停积，浊气上攻，不仅使人心烦气躁、胸闷气促，而且会伤及肾脏，导致腰酸疲惫、恶心呕吐。因此，保持大便通畅也是养肾的方法。要做到大便通畅，需要根据自身的实际情况调整饮食结构，多做运动。大便难解时，可用双手背贴住双肾区，用力按揉，能激发肾气，加速排便。

（3）喝够水：水是生命之源，定时饮水是很重要的养肾方法。饮水过少可能引起浊毒的滞留，加重肾脏负担，所以要养成喝水的习惯，但需注意疾病所处的时期如水肿或胸腹水等，也不要以饮料代替，预防结石等肾脏疾病。

（4）睡好觉：充足的睡眠对于气血的生化、肾精的保养有着重要作用，睡能生精、养气、健脾益胃、坚骨强筋。临床发现，许多肾功能衰竭的患者有长期熬夜、过度疲劳、睡眠不足的经历。因此，要养成良好的作息习惯，早睡早起，以利于肾精的养护。

（5）别憋尿：憋尿过久会导致膀胱压力升高、膀胱压力反射紊乱和逼尿肌功能下降，或者影响输尿管－膀胱抗反流机制，导致尿液反流，容易诱发肾盂肾炎，甚至造成肾功能损害。保护肾功能多饮水很重要，及时排尿也很重要。

（6）吞津液：中医认为吞津能"润五官、悦肌肤、固牙齿、强筋骨、通气血、延寿命"。口腔中的唾液，清稀的为涎，由脾所主；稠厚的为唾，由肾所主。人的唾液包含多种有益物质，具有助消化、中和胃酸、抗菌、增强免疫等功能。平时多用舌尖舔动上颚，或者含个枣核都能生津。

（7）按摩腰：腰部有很多穴位，如命门穴、肾俞穴、腰阳关穴、腰眼穴等。平时可经常按揉或叩击腰骶部，摩擦腰部两侧，活动腰臀部。每天早晚各一次，能温肾阳、利腰脊、通经络。平时散步时，用双手背按揉肾区，可缓解腰酸症状。

（8）慎用药：具有肾毒性的药物主要有氨基糖苷类、万古霉素、顺铂、非甾体抗炎药等，一些中草药关木通、马兜铃等也可引起肾损害。使用药物时要提高警惕，防止滥用或用药种类过多，对具有潜在肾毒性的药物，要严格掌握用药指征与方法、剂量、疗程。

（9）多吃黑：中医学认为，黑色食物具有补益肾精、增强体质、预防疾病、延缓衰老等作用，如平时可以多吃一些黑芝麻、黑木耳、黑米、黑莓、黑豆等，以达到补益肾气、延缓衰老的作用。吃黑色食物的时候也要注意，千万不要过量食用，以免增加胃肠道负担，反而影响健康。

受凉容易导致肾病复发吗？

儿童在生长发育过程中，难免会有家长照顾不及的地方，所以很容易受凉，而肾病的患儿，因免疫抑制剂的使用，患儿抵抗力变差，更容易于天气变化时出现上呼吸道感染的发生。当感染发生时，机体立即调动自身免疫防御机制以抵抗外来病原的入侵，在该过程中产生的免疫复合物即可能沉积于肾小球滤过膜上导致蛋白尿，或者产生的免疫因子对肾小球滤过膜进行攻击导致大量血清蛋白从尿液中漏出，形成血浆低蛋白血症、高胆固醇血症，患儿水肿，肾病复发。由于大量血清白蛋白及免疫球蛋白的漏出，患儿抵抗力进一步下降，抵御病原的能力进一步减退，使感染进一步加重或导致多重感染，形成恶性循环！

肾病综合征患者影响生育能力吗？

生孩子这对很多结婚后的夫妻来说是一件非常重要的事。人生就那么几件大事，结婚后生孩子这也是再正常不过的事情了。但是对于肾病综合征患者来说，能否怀孕生孩子呢？这是很多肾病综合征患者比较疑惑的一个问题，怀孕对肾病患者影响很大，但是肾病综合征患者也不是不能生育的，在一定的条件下是可以的，毕竟生孩子是不可马虎的一件事。对于这个问题还必须得请教肾病专家才行，切不可擅自作主张。肾病综合征近些年在我们身边也算是一种比较常见的肾病了，也引起了很多人的关注，如果肾病综合征没有得到及时的治疗，会对以后的生活造成很大的影响。如果肾病综合征治疗的比较合理和彻底，是能怀孕生孩子的。这也就是说肾病综合征患者对生孩子是有希望的，也是有机会的。有些人可能在结婚前就患了肾病综合征，可是结了婚生孩子这是她所面临的问题。为了能给孩子一个健康的环境，肾病综合征患者避免不了会担心自己能不能生孩子的问题了。

现代医学认为，肾病综合征作为一种病程较长、治疗难度较大的慢性肾病，其对母婴危害严重，怀孕可以使原有的肾病综合征加重。肾病综合征由于血浆白蛋白低下，常常导致胎儿发育迟缓和早产儿。所以肾病综合征患者在生育孩子时要注意以下问题：对于男性肾病患者，在服药期间最好不要考虑生育问题，因其精子成活量和成活率要比正常人差。肾功能不全患者体内毒素积聚，可能影响卵子质量，还容易导致胎儿畸形、流产、死胎，在药物停用、病情稳定的情况下可以考虑生育后代。妊娠期盐分吸收过多，是导致肾病复发或加重的重要原因之一，尤其要注意的是化学调味品及加工食品中所含的盐分。尽量不吃火腿、速食面、快餐、糕点等盐分多的食品，常吃减盐效果好的黄绿色蔬菜、海藻类食物。防寒保暖，多做户外运动，增强体质，预防上呼吸道感染；保持乐观情绪。要注意低盐、低脂、蛋白限量摄入，多吃蔬菜水果，并防止操劳、感冒等肾病诱发因素。一般情况下，当病人的病情达到临床痊愈后是完全可以生育的。肾病综合征治好后基本不影响性生活和生育，但是应该量力而为，最好不要过度。肾病综合征稳定在两年以上，两年来无血尿，蛋白尿每天在 0.5g 以下；肾功能正常，没有高血压，且没有并发尿路感染，经过肾穿刺检查，证实所得的肾炎病理类型比较轻都是可以怀孕的。患者一定要根据自身病症，正确分析，才能决定是否能生育。

对于肾病综合征来说，激素的合理应用是很关键的。如果你现在已经停止治疗，并且各项化验指标都恢复正常的话，那么一两个月后就可以考虑怀孕，因为怀孕是一个增加肾脏负担的过程，所以肾脏病很可能再发的。一旦怀孕的话，容易造成低蛋白血症、浮肿的再次发生，免疫力低下。肾病综合征在经过系统治疗，病情稳定可控制的情况下可以怀孕，但是怀孕期间要加强孕检，并且在医生指导下用药控制病情，根据胎儿的情况适时结束妊娠。

患者常有哪些心理问题，如何调节？

肾病患者在治疗期间，因为病痛的折磨和反复的治疗，容易存在一些心理误区，总结出以下几点，并加以分析整理，希望能对患者起到作用。

（1）医生的治疗方案对我会有效吗？

这是很多多方求医的患者刚入院时都会有的心态。对于来院就诊的绝大部分患者来说，都曾走了很多弯路，花了钱，病却越来越严重，但人类求生的本能又促使患者不断地追寻更好的治疗方法。即便是接受一种新的治疗方法或者找到一些名医，又总是怀疑其能否治好他的病。选择医院是您的权利！但一旦决定接受治疗，就不要再半信半疑，因为"哀莫过于心死"，当患者在内心认为自己不可能治好，而又到处求医，其实是在欺骗自己，不如不治。"要治病，先治心"，所以"半信半疑"的心态会影响您对治疗的配合，配合不好必将会影响治疗效果和肾脏康复，这会是您肾病求医路上的最大障碍。

医界自古就有"疑者不医"之说，因为半信半疑的心态不能很好地调动您的自身免疫系统与治疗形成合力来恢复健康，所以请您"治者不疑，疑者不治"。

（2）已经很严重，可能好不了？

很多患者认为自己病情很严重，治不好了，从而自暴自弃，甚至放弃治疗，这种想法是不明智的！人的情绪有良性情绪（如希望、欢乐等）和负性情绪（如焦虑、悲伤、绝望、恐惧等）两种，经常保持负性情绪的人，本身就可以引起疾病！如果肾病患者陷入负性情绪中难以自拔，就等于慢性自杀，再好的药物也难以发挥他的药效！既然得病了，就要面对现实，在目前的基础上争取最大的效果！如果始终保持良性情绪，效果远胜于负性情绪的患者，甚至可以创造奇迹！过去不健康的心理状态和工作生活方式导致了您现在的疾病。每个人都是自己目前状态的责任者，以后能否好转或痊愈你自己同样也是第一责任人。再重的疾病只要具备治好的条件，只要您积极配合治疗，就会有看到光明的那一天！

（3）医生救救我！请您一定把我治好！

患者具有这样的心情可以理解。适度情绪可形成促进机体恢复的动力，当这种情绪过于强烈会物极必反，成为影响肾脏康复的障碍。

"过冰河理论"：我们要过一条冰不太厚的河，发现脚踩在冰面上会出现裂痕，冰随时都有破裂的危险，这时不同的人会有不同的选择。

第一种选择：太危险，我不过了。对应到肾病治疗中这是一种自暴自弃的做法，是对自己极不负责的一种行为；正确的做法应该是与医生充分的沟通交流，了解认识自身的疾病，并以客观的态度对待，积极配合医生治疗。

第二种选择：快速跑过，尽快地脱离目前这种处境。这是普通人的常态心理，即"非理性思维模式"，结果十有八九会中途落水。对应到治疗中是不客观面对现实的一种心态，不管自己的病情具体如何？肾脏破坏到什么程度？需要的治疗时间有多久？只是着急尽快好转，存有强烈的焦虑情绪并对治疗怀有不切实际的"期望"（即过高的期望值），急于求成，短时间内看不到疗效便放弃转投另一种治疗办法，使治疗方案不能顺利执行，最终看不到病情好转的那天。

第三种选择：俯下身体匍匐前进或慢慢滚动过河。这种方法扩大了冰面受力面积，安全通过的可能大大提高。虽然看来有些慢，且不合常情，可它是"最快、最安全、最合适"的过河方式（即"理性思维模式"）。对应到肾病的治疗中就是与医生充分沟通、交流，了解自己的病情，共同确定好方案并积极配合医生治疗。

（4）常常情绪低落、心情不好，请问怎样摆脱这种情绪？

经常产生莫名的不愉快情绪，是绝大多数患者都容易出现的状态，这种状态大多是人的思维脱离了当下，有时是过去的负面情绪被粘贴了过来，有时是对未来过分担心产生的焦虑。既然负性情绪是康复路上的绊脚石，怎么解决这个问题呢？发现自己处在负面情绪当中时，要及时觉察、及时淡化、及时中断。愣一下神，把思绪回到现实中来，去观察一些喜欢的东西，或者试听一些喜欢的音乐，或者回忆一些欢乐的画面，或者与家人及病友谈一些令人愉悦的话题。当您能掌握并熟练应用该方法时，您会发现，经常出现的"不良情绪"已经离你越来越远了。

（5）孩子患了肾病，前途完了，也看不见光明了！

人的生命只有一次，一个人有了生命的危机感之后，才会大彻大悟，以往看的很重的名利、财富、地位、职称、职务等等突然变得可有可无了，您的心境变得一片空明，没有芥蒂，不再计较，也不再为名利所惑，而只想紧紧抓住有限的生命，做点自己愿意做的、有价值的事，不至于在生命结束时，愧对父母和亲友，愧对国家和社会……

（6）又没干过坏事，为什么让我的孩子得这种病？

很多患者都钻过这个牛角尖，遗传和身体素质及病原微生物和机体免疫失衡等自身原因是患病的主要因素，不是为人"善良"或"不善良"所能决定的。

（7）治疗效果不错，可经济困难咋办？

疗效的取得离不开您的积极配合，请您务必以积极的心态坚持治疗！如果有困难请与您的主管医生进行沟通，医生会根据您的具体情况制定科学合理的治疗方案，在确保疗效的前提下尽量节省您的开支！

第 8 章
肾病患儿的护理

水肿患儿的皮肤如何护理？

护理要点：①保持床铺整洁、整齐，无皱褶，注意皮肤清洁、干燥；及时更换内衣，衣裤要柔软平整防止皮肤损伤，经常翻身。②每日用温水擦浴，避免使用刺激性清洁用品，擦时注意不要用力，防止损伤皮肤，导致局部感染，擦干后易受压部位如腰骶部、臀部要保持皮肤干燥。③水肿严重时，每 2 小时翻身 1 次，并按摩受压部位，预防压疮，臀部和四肢受压部位垫软垫，或用气垫床。④水肿的阴囊可用棉垫或吊带托起，折叠大小应以阴囊水肿大小为准，高度以患儿舒适无下坠感为宜，皮肤破溃可涂碘伏／百多邦预防感染，皮肤未破溃时，可用 3M 液体敷料喷涂。⑤严重水肿者因为移动不便，常在床上大小便，而使用利尿剂的患儿往往出现尿频，因此应保持患儿外阴部清洁卫生，每次大小便后清洗外阴，防止继发感染，应尽量避免肌肉注射，以防药液外渗，导致局部潮湿、糜烂或感染。⑥患儿水肿部位感觉迟钝，对冷热痛等刺激不敏感，末梢循环差，皮肤温度较低，如果使用热水袋保温，应注意不要烫伤，用棉布或毛巾包裹，温度低于60℃应经常检查更换位置，查看局部有无变红，对变红的皮肤可局部外敷75%酒精纱布。⑦肾性水肿患儿还可因抵抗力低下而极易发生局部感染，继发疮疖，因此应保持个人卫生，嘱患儿勤剪指甲，不要抓挠皮肤，皮肤瘙痒时可用炉甘石洗剂或碘伏涂擦止痒。

如何护理紫癜性肾炎？

（1）皮肤的护理：观察皮疹形态、数量、部位，是否反复出现，可绘人体图形记录皮疹逐日变化情况。皮疹有痒感，应保持皮肤清洁，防擦伤，防小儿抓伤，如有破溃及时处理，防止出血和感染。除去可能存在的各种致敏原。遵医嘱使用止血药、脱敏药等。

（2）关节肿痛的护理：对关节型病例应观察疼痛及肿胀情况，保持患肢功能位置，协助患儿选用舒适体位，做好日常生活护理。使用肾上腺皮质激素，对缓解关节痛效果好。

（3）腹痛的护理：患儿腹痛时应卧床休息，尽量守护在床边。观察有无腹绞痛、呕吐、血便。注意大便性状，有时外观正常但潜血阳性。有血便者应详细记录大便次数及性状，留取大便标本。腹痛者禁止腹部热敷以防肠出血。腹型紫癜患儿应给予无动物蛋白、无渣的流质，严重者禁食，经静脉供给营养。静脉滴注皮质类固醇、输血等。

（4）心理护理：过敏性紫癜可反复发作或并发肾损害，给患儿及家属带来不安和痛苦，应根据具体情况尽量予以解释，树立战胜疾病的信心。并应做好出院指导，使家长学会继续观察病情、合理调配饮食。嘱出院后必须定期来院复查，及早发现肾并发症。

下肢血栓的患儿如何护理？

护理要点：①观察患肢大小腿周径，用皮尺测量并记录。②观察肢体肿胀程度及活动，溶栓术后数小时内，患儿自觉患肢是否胀痛减轻、麻木感消失、张力减低，出现皱纹，活动受限改善。③观察皮肤颜色的改变。④弥散性血管内凝血（DIC）各项化验指标的变化：每日重点复查出凝血全套及血小板，若时间延长至正常值 15 倍以上，应暂停抗凝及溶栓治疗，待次日复查后再用。⑤溶栓过程中重点观察有无咳嗽、呼吸困难、胸闷、气急等症状，若发现及时通知医生处理，必要时拍摄床旁胸片，以观察有无肺梗死。⑥留置导管持续溶栓 3～5 天的患儿，若发生低、中等度热，考虑原因为感染或因为导管本身为外源性致热源，应予常规抗生素治疗、更换导管及对症处理，一般 3 天左右逐渐好转。⑦严密观察不良反应与并发症：出血、血肿，持续溶栓导致周围皮下组织淤血，未经特殊处理 7～10 天后好转；溶栓过程中如出现脑出血，立即停止溶栓并给予止血脱水治疗。

皮下渗液如何护理？

①局部使用硫酸镁湿敷；②嘱患儿抬高患肢，促进血液循环并做好详细的护理记录；③外涂喜辽妥至局部肿胀疼痛消失（连续 7～10 天）。

使用免疫抑制剂期间如何护理？

（1）治疗期间谢绝探视，做好健康教育，交代病人注意保暖，外出时戴口罩，防止交叉感染。

（2）室内保持通风清洁，每日空气消毒 2 次，紫外线照射 30 分钟／次，用"84"消毒液擦拭桌椅。

（3）治疗期间注意观察患儿体温、血压、皮肤、黏膜等，如有体温升高、血压升高或皮疹、皮肤破溃及时报告医生处理。

（4）治疗期间严密观察各种药物不良反应：如白细胞下降至 $3 \times 10^9/L$ 以下、血小板 $<50 \times 10^9/L$ 时应减药或停止用药。观察有无恶心、呕吐、应激性溃疡、水电解质紊乱、粒细胞减少及泌尿系感染等，尤其防止发生病毒感染，及时报告医生。

（5）嘱患儿最好空腹即进食前一小时或者进食后 2～3 小时服用他克莫司，降低他克莫司的吸收，以避免饮食对药物吸收的影响。

（6）使用环磷酰胺时嘱患儿多饮水，防止发生膀胱炎，如出现尿频、尿急、尿痛等症状，应及时与医生联系。

（7）使用环孢霉素时嘱患儿避免高钾饮食或使用保钾类利尿剂。

（8）使用甲基泼尼松龙患儿称体重（1 次／日）、测血压与眼压、心电监护等。

（9）使用骁悉时患儿尽量饭前服药，以增加药物疗效，对胃肠道反应较大者，可小剂量多次服用。

（10）加强个人卫生，勤换内衣、内裤。注意食具清洁，瓜果类应仔细清洗，并沸水烫后食用。

（11）认真做好心理疏导工作，按时随访。

血尿如何护理？

血尿的护理：①如肾外因素导致的血尿，遵医嘱使用止血药物，如血凝酶、酚磺乙胺、维生素 K 等，如肾脏因素导致的血尿需积极寻找各种原因，对因治疗。②血尿若由泌尿系感染引起，可口服或静脉用抗生素。③已发生浮肿的患者应少饮水。④卧床休息，注意劳逸结合，尽量减少剧烈运动。⑤少吃辛辣刺激性食物，多吃蔬菜水果。

如何观察尿量与尿液颜色？

小儿尿量个体差异较大，新生儿生后 48 小时正常尿量一般每小时为 1 ～ 3ml/kg，2 天内平均尿量为 30 ～ 60ml/d，3 ～ 10 天为 100 ～ 300ml/d，11 天～ 2 个月为 250 ～ 400ml/d，婴儿为 400 ～ 500ml/d，幼儿为 500 ～ 600ml/d，学龄前期为 600 ～ 800ml/d，学龄期为 800 ～ 1400ml/d，正常每日尿量 (ml)=(年龄 -1)$\times$100+400。

每日观察尿色变化，正常尿色澄清透明不伴泡沫；如尿色浑浊或多泡沫状，则为异常；患儿尿色呈鲜红、洗肉水或酱油色，可疑发生肉眼血尿，应及时汇报医生，动态观察尿色改变。

尿标本如何正确留取？

晨尿：清晨起床后第一次排出的尿液为晨尿。因晨尿较浓缩，有利于化学成分和有形成分的检出，也可避免因饮食、药物以及运动对尿液成分的影响。请于 7：00 以前送至标本台送检。

24 小时尿留取：于早晨 7:00 排去尿液，7:00 以后的尿液全部留于容器中，包括次日早晨 7:00 最后一次尿液，解第一次小便后，到护士站加防腐剂，并加盖保存，这就是 24 小时尿。留完后用量杯测量总量，告诉护士，并留取 100ml 送至标本台送检。

第 9 章

肾病综合征的疾病预防 ····························

肾病综合征是可以预防的吗?

肾病综合征在某种程度上是可以预防的,主要有以下几点:

(1)定期体检:肾病综合征越早发现,越有利于治疗,因此,定期对身体进行检查,对于肾病综合征的预防具有重要意义。

(2)适量喝水:喝水有利于排尿,有助于排出肾脏内的毒素,保护肾脏,但饮水也要注意: ①要主动喝水。不要认为口渴了才需喝水,其实口渴时人体已经缺水。②不要饮水过量,不要以为饮水好处多就来个多多益善。饮水过多,会增加有关器官负担,可能引起不良后果。

(3)适量运动:运动对于预防疾病具有重要意义,肾病综合征也不例外,通过运动来控制体重与血压,以减轻肾病负担,但要注意不要运动过度,超过身体的承受能力。

(4)注意合理用药:肾是人体的"清洁器",药物的使用不当会给人体肾脏带来极大的伤害。

(5)按国家推荐范围供应食盐:盐分会使血液渗透压增加,从而加重肾脏的运作负荷；过度低盐饮食也会影响孩子的正常生长发育。

如何预防治疗后复发？

（1）导致肾病综合征复发的诱发因素较多，尽早寻找原因，对因治疗是较好的预防措施。如有肾活检适应证需尽早进行，以确定疾病性质、疾病的轻重程度与制定针对性的治疗方案。

（2）由于肾病的治疗过程相对较长，遵照医生的嘱咐用药、随访、复查，对于减少复发尤为重要。

（3）补充优质蛋白：由于患儿大量的蛋白从小便中排出，体内经常发生蛋白质不足现象，应从饮食中给予补充。患病孩子的菜谱应含适量的优质蛋白质，如鱼、瘦肉、家禽等。

（4）低盐饮食：盐分会使血液渗透压增加，从而加重肾脏的运作负荷，低盐饮食有利于减轻肾脏负担，注意不是无盐饮食。

（5）适量运动：因患儿长期服用激素，在服用中或大剂量激素时期，患儿免疫力有所下降，易于并发感染，应根据孩子的病情以及个人体质适当限制孩子的活动量，避免剧烈运动，以免加重病情。但疾病进入恢复期后，需循序渐进地增加运动量，适量的活动也可以增加机体抵抗力。

（6）防止感染：应视天气变化及时给孩子增减衣物，注意保暖。肾病综合征患者会将如免疫球蛋白、补体等起免疫作用的重要成分通过尿液排出，同时微量元素也会丢失，这些都严重削弱了人体的抵抗力。

如何预防水肿？

水肿是临床上最常见的症状，也是肾脏疾病的常见症状之一。水肿由许多原因引起，不同的水肿有不同的特征。由心脏病引起的水肿叫心源性水肿；由肝脏病引起的水肿叫肝源性水肿；同样，由肾脏疾病引起水肿就称为肾源性水肿。此处所指水肿特指肾源性水肿，可分两类，即以蛋白尿导致低蛋白血症为主的肾病性水肿；以肾小球滤过率明显下降为主的肾炎性水肿。

如何预防肾源性水肿，主要有以下几点：

（1）病因治疗是根本：积极治疗原发病，但奏效缓慢。

（2）限水：当患儿出现大量蛋白从尿液丢失时，应有预见性地控制入水量，包括各种食物在机体代谢过程中产生的水量。

（3）限制钠盐：肾炎或肾病性水肿都有钠水滞留，都必须限制钠盐摄入，但不宜长期低盐或无钠饮食，病情缓解后适量增加。

（4）利尿：必要时在限钠同时加用利尿药，可促进钠水排出而缓解水肿，并可缓解高血压和减轻心脏负荷。

（5）控制蛋白尿：对肾病性水肿必须控制蛋白尿，可用激素如泼尼松等或免疫抑制药以恢复肾小球的正常通透性。

如何预防肾源性高血压？

（1）定期测量血压：定期测量血压是早期发现高血压的有效方法。对有高血压家族史的人，从儿童起就应定期检查血压。正常小儿的收缩压（mmHg）= 年龄 × 2 +80，舒张压为收缩压的 2/3。学龄儿童正常最高值 120/80mmHg。即便是无任何自觉不适每年也至少需测量血压 2～3 次。当出现视物模糊、尿少、浮肿、头晕、头痛、心慌、胸闷、无力等情况时，要及时测量血压。

（2）限盐：研究证明摄盐量与高血压发生率成正相关。世界卫生组织规定，成人每人每天的食盐摄入量为 3 ～ 5g（不超过 6g），对预防高血压有良好的作用。有高血压家族史的人，最好每天只吃 2 ～ 3g 盐，儿童不同年龄相应减少。

（3）减肥：肥胖相关性肾病逐年增加，减肥是有效防止肾损害的有效方法之一，同时也是防治高血压的有效措施之一 。

（4）适量运动："生命在于运动"，人人皆知。缺乏体育锻炼易使脂肪堆积，体重增加，血压升高。适量的运动，能畅通气血，缓解人的紧张情绪，有利于控制血压。通常活动量的控制以不感到疲倦为度。

（5）避免精神过度紧张：高血压是一种心身疾病，任何精神刺激都能使血压升高。人在情绪波动，出现大喜或大悲时，交感神经就会兴奋，使心跳加速，外周血管阻力增加，舒张压明显上升，如此反复多次血压升高，便会引起高血压病。

（6）饮食宜清淡：中国营养学会发表的《中国居民膳食指南》中指出吃清淡少盐的食物可减少高血压的发生。

（7）杜绝烟酒：吸烟可以使血压升高，心跳加快，吸 1 支烟有时可使血压上升 25mmHg。尼古丁作用于血管运动中枢，长期大量吸烟，可使小动脉持续收缩，形成持久性高血压。酒精是继烟草之后引发心脑血管病的第二大杀手，未成年人应杜绝烟酒。

如何预防肾移植的排异反应？

肾移植排斥反应是一种免疫反应，由于被移植的肾脏有异体抗原的存在，接受肾移植者的免疫系统对这一同种异体抗原发生细胞和体液的免疫反应，这种免疫反应就是排斥反应。根据临床表现、病理改变等将排斥反应分为四种，其临床表现、机制和防治的方法各不相同：

（1）超急性排斥反应：一般在移植肾与受体的血管接通后 48 小时内，最快在几分钟内发生。对超急性排斥反应主要是预防，目前没有有效的治疗方法，一旦出现只好将移植肾切除，准备再次移植。

（2）加速性排斥反应：发生在术后 3 ～ 5 天内，表现为移植肾明显肿胀、压痛、患者发热、少尿和高血压、血肌酐和白细胞明显升高。加速性排斥反应可用甲基泼尼松龙、ATG、OKT3、血浆置换等治疗。

（3）急性排斥反应：发生在肾移植术 1 周以后，并可与慢性排斥反应同时存在。表现为病人发热、尿量减少、高血压、移植肾压痛、血肌酐升高。现在由于环孢霉素 A 等的应用，临床表现已不典型，可能仅有肾功能的改变。急性排斥反应的治疗可用甲基泼尼松龙、ATG、OKT3、血浆置换等治疗。

（4）慢性排斥反应：一般发生在肾移植的 6 个月以后，最早可发生在 3 个月以后。表现为移植肾功能逐渐地降低、有蛋白尿或血尿、高血压等，病情缓慢进展，最终导致移植肾功能的丧失。慢性排斥反应目前无确切有效的治疗方法，虫草制剂、大黄制剂、降血脂等可能对延缓移植肾功能损害的进展有一定的效果。

肾病综合征有哪些筛查方法？

肾病综合征主要有以下常见的筛查方法：

（1）尿常规检查：通过尿蛋白定性、尿沉渣镜检，可以初步判断是否有肾小球病变存在。

（2）24 小时尿蛋白定量：肾病综合征患者 24 小时尿蛋白定量超过 50mg/kg 是诊断之必备条件。

（3）血浆白蛋白测定：肾病综合征时，血浆白蛋白低于 25g 是诊断必备条件。

（4）血脂测定：肾病综合征患者常有脂质代谢紊乱，血脂升高，肾病综合征患儿胆固醇高于 5.7mmol/L。

（5）肾功能检查：常做的项目为尿素氮（BUN）、肌酐（Cr），此为常做的项目之一，用来了解肾功能是否受损及其程度。

（6）电解质及 CO_2 结合力测定：用来了解是否有电解质紊乱及酸碱平衡失调，以便及时纠正。

（7）血液流变学检查：肾病综合征患者血液经常处于高凝状态，血液黏稠度增加。此项检查有助于对该情况的了解。

（8）以下检查项目可根据需要选用：血清补体、血清免疫球蛋白、选择性蛋白尿指数、尿蛋白聚丙烯胺凝胶电泳、尿 C3、尿纤维蛋白降解产物、尿 NAG 酶、尿 RBP 及肾穿刺活组织检查等。

图书购买或征订方式

关注官方微信和微博可有机会获得免费赠书

 淘宝店购买方式：

直接搜索淘宝店名：**科学技术文献出版社**

 微信购买方式：

直接搜索微信公众号：**科学技术文献出版社**

 重点书书讯可关注官方微博：

微博名称：**科学技术文献出版社**

 电话邮购方式：

联系人：王　静
电话：010-58882873，13811210803
邮箱：3081881659@qq.com
QQ：3081881659

汇款方式：
户　名：科学技术文献出版社
开户行：工行公主坟支行
帐　号：0200004609014463033